PERFECT MASTER

歯科国試
パーフェクトマスター

歯内治療学

前田博史　編著

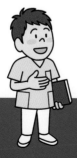

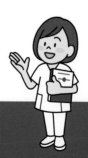

医歯薬出版株式会社

執筆者一覧

大阪歯科大学口腔治療学講座

前田博史

辻　則正

仲間ひとみ

杉本貞臣

はじめに

　歯内治療学は歯の硬組織，歯髄および根尖歯周組織に対する疾病の予防および治療を考究する学問です．歯内疾患の多くは，齲蝕，あるいは外傷に継発する感染症であるため，細菌学，ならびに免疫学に関する知識を身につけることが病態を深く理解するうえで大切です．現代の超高齢社会において，口腔内の感染巣をコントロールすることは，歯科医師に求められる重要な社会的ニーズであり，歯内治療の有する大きな意義の1つとなっています．

　臨床実習の現場において，歯内治療の印象を学生に尋ねると"見えない部位の治療で難しい"という意見をよく聞きます．たしかに根管，特に根尖付近を直視しながら治療することは困難な場合が多いのですが，近年では歯科用コーンビーム CT（CBCT），あるいは実体顕微鏡（マイクロスコープ）の応用が広がり，診断と治療の確実性が格段に向上しています．CBCT やマイクロスコープを適切に応用することが臨床現場では必須となっており，歯科医師国家試験の臨床実地問題ではそれらの画像を読み取る力が試されます．

　本書は，主に歯科医師国家試験ならびに共用試験歯学系 CBT の受験を控えた学生を対象としたもので，歯内治療学を学習していくうえでの導入的役割を担ういわゆる"まとめ本"です．歯内治療学では歯と根管の形態を把握・イメージできることが大切であるため，他のパーフェクトマスターシリーズと同様にイラスト・画像の充実をはかっています．特に，国家試験問題の画像をできるだけ多く掲載し，本書内容と過去問題の関連性が明確になるように工夫しました．また，言葉の丸暗記とならないように，原因や根拠の説明を可能な限り付け加えてあります．"まとめ本"としての不足部分は学生諸君の書き込みで補い，独自の"まとめ本"として育て上げてください．本書が未来の歯科界を担う皆さんのお役に立てることを願っています．

2022 年 8 月

執筆者一同

歯内治療学　目次

Chapter 1

歯の構造と形態異常（歯内疾患と関連が深いもの）

Ⅰ．歯の構造と名称

・天蓋

・髄室

・髄室角（髄角）

・髄床底

・根管口

・根管

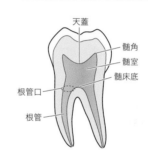

Ⅱ．根尖部の構造と名称

生理学的根尖孔が根管治療の終末点となる．

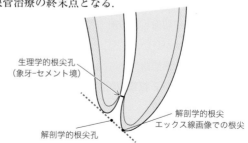

Ⅲ. 根管の形態と数

A 主根管と副根管

・根管は主根管と主根管から
　分岐した副根管からなる.

・副根管の種類

①側枝（管外側枝, 管間側枝）

②髄管

③根尖分岐

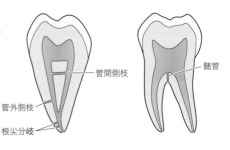

管間側枝

髄管

管外側枝

根尖分岐

B 主根管に付随する解剖学的形態

①イスムス

②フィン

③樋状根管：下顎第二大臼歯で発
　現頻度が高い（約30%）.

イスムス

フィン

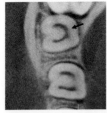

樋状根管(矢印)のCBCT水平断画像
（下顎右側第二大臼歯）

C 歯種ごとの根管数

①上顎前歯（中切歯・側切歯・犬歯）

　1根管の頻度が高い.

②下顎中切歯・側切歯

　1根管が多いが**2根管**の頻度も比較的高い（約20〜30%）.

③下顎犬歯・小臼歯

　1根管の頻度が高い. まれに2根管.

④上顎第一小臼歯

・2根管（約80%）＞1根管（約20%）.

・2根管の場合，1根尖孔と2根尖孔がある.

・**2根管1根尖孔の場合はマスターポイントの挿入時に注意を要する.**

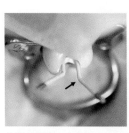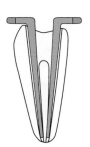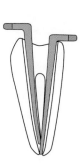

上顎右側第一小臼歯のマスターポイントトライアル
頬側と口蓋側の両方からマスターポイントを挿入すると，根管が交通
している箇所でポイント同士が突き当たり，後から挿入したポイント
が作業長まで到達しない．矢印は本来の作業長の基準点を示す．2根
尖孔であれば，それぞれのマスターポイントが作業長通りに根尖に到
達する.
（左：第105回歯科医師国家試験）

・**頬側根管と口蓋側根管がイスムスで交通している場合がある（下顎前
歯，下顎大臼歯の近心根，上顎第一，第二大臼歯の近心頬側根が2根
管性の場合もイスムスの存在を疑う必要がある）.**

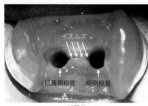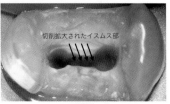

上顎左側第二小臼歯．イスムス部の感染歯質を切削除去し，洗浄効果の向上
をはかる．手用ファイル，回転切削器具による拡大も可能だが，顕微鏡観察
下で超音波チップを使用して拡大することで治療精度が高くなる.
（第114回歯科医師国家試験）

⑤上顎第二小臼歯

1 根管（約 70%）＞2 根管（約 30%）.

⑥上顎第一大臼歯

3 根管（50%）≒4 根管（50%）. 4 根管の場合は近心頬側根に 2 根管.

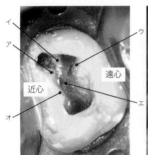

上顎右側第一大臼歯（ミラー像）
（第 99 回歯科医師国家試験）

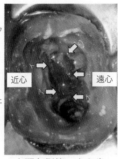

上顎左側第一大臼歯
（第 115 回歯科医師国家試験）

 よくでる

上顎第一大臼歯の 4
根管目の探索
近心頬側根が 2 根管
の場合，口蓋側に位置
する根管が象牙質添加
等で発見されにくい.
左写真ではアの位置
に，右写真ではイの位
置に近心頬側根の 2 根
管目が位置している.

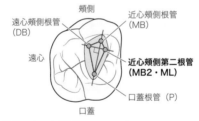

⑦上顎第二大臼歯：2～4 根管

⑧下顎第一大臼歯

・3 根管（50%）≒4 根管（50%）

・3 根管：近心頬側根管・近心舌側根管・遠心根管

・4 根管：近心頬側根管・近心舌側根管・遠心頬側根管・遠心舌側根管

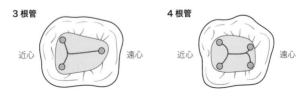

⑨下顎第二大臼歯

　2〜4根管. **樋状根管**（約30%）.

Ⅳ. 歯内疾患と関連する歯の形態異常

1）中心結節

　咬合面中央の円錐状あるいは棒状の結節. 内部に歯髄が入り込んでいることが多い. 破折すると歯髄への感染経路となる. 根未完成時期に破折が起こるとアペキソゲネーシス, あるいはアペキシフィケーションの適応となる. **小臼歯（特に下顎小臼歯）での発現頻度が高い**.

2）歯内歯

　歯冠部象牙質の一部がエナメル質とともに歯髄腔に向かって深く陥入した形態異常歯. 陥入の深さでⅠ〜Ⅳ型に分類される. Ⅰ〜Ⅲ型の場合は歯髄への感染経路, そしてⅣ型の場合は直接, 歯周組織への感染経路となる. **上顎側切歯での発現頻度が高い**.

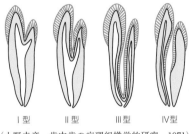

Ⅰ型　　Ⅱ型　　Ⅲ型　　Ⅳ型

（小野寺章, 歯内歯の病理組織学的研究. 1971）

　歯内疾患が生じた場合, Ⅰ〜Ⅲ型では陥入部分を除去して根管処置を行う. Ⅳ型では歯髄組織が正常で陥入の開口部に炎症が起こる場合がある. その際には陥入部の感染源除去を行い, 歯髄の保存をはかる.

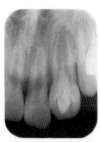

歯内歯（Ⅱ型）のエックス線画像
エナメル質の陥入があるため, 根管内に不透過像を認める. 陥入はエナメル質形成が始まる前の歯胚に起こる. このため, エナメル質・象牙質の形成が不完全で, 歯髄への微細な交通路が存在する場合がある.
（第115回歯科医師国家試験）

3）台状根とタウロドント

永久歯では上顎大臼歯での発現頻度が高い．上下に長い髄室を有し，根管処置が困難な場合がある．

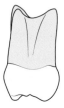

台状根
根が歯頸部から融合し，
根尖部だけ離間している

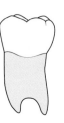

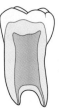

タウロドント
歯根が極端に短く，
歯髄腔が広い

4）根面の溝（groove）

上顎側切歯の斜切痕から根尖側に伸びる根面溝，あるいは樋状根の舌側中央にある根面の陥凹（溝）部は歯周組織への感染経路となり，歯周炎の進行を引き起こす．ひいては，歯髄への上行性感染経路となりうる．

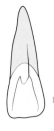

斜切痕

Ⅴ．歯と歯髄の加齢変化 ◉よくでる

A 歯髄の加齢変化

・第二象牙質・修復象牙質の添加による歯髄腔（髄室，根管）の狭窄：

髄室開拡時の穿孔に注意．大臼歯では天蓋と髄床底の距離が小さくなるため，髄床底穿孔に注意．

歯髄腔の狭窄（第114回歯科医師国家試験）
天蓋と髄床底が近接（赤矢印）しているため，髄室開拡時に髄床底を切削しないように注意．
抜髄の際には髄角部（白矢印）の歯髄を取り残さないように注意．

· **象牙質粒の形成**

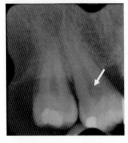

象牙質粒のエックス線画像
歯髄内に形成される球状, 塊状の象牙質様硬組織.
歯髄腔が狭窄し, 歯内治療の障害となる場合がある.

· **退行性変化 (石灰化, 線維化, 萎縮, 硝子化)**

· 歯髄細胞の減少, 象牙芽細胞の萎縮, 扁平化

· 動脈性血管数の減少

B 歯の加齢変化

· 咬耗・摩耗, 亀裂の増加

· **セメント質の肥大**：根尖部＞歯頸部 (根尖部でセメント質添加が起こ
りやすい). 生理学的根尖孔とエックス線画像上の
根尖に乖離が生じる. 解剖学的根尖孔は大きくな
る.

· 生理学的根尖孔の狭小化：象牙質添加, セメント質添加のため

· **象牙細管径の減少, 石灰化の亢進** (透明象牙質の形成)

· **死帯 (dead tract) の形成 (標本)**：象牙芽細胞突起の萎縮による象
牙細管の空洞化

Chapter 2

歯内治療における診査・検査法

Check Point

・歯内治療に関連する診査・検査法を理解する.

Ⅰ. 医療面接

Ⓐ 主訴と現病歴

疼痛の聴取が診断に有用である.

・自発痛の有無・程度と性状（拍動性，牽引性），ならびに時間（持続性，間歇性）⇒自発痛があれば急性の診断名がつく.

・誘発痛の有無・程度と種類（冷水痛，温熱痛，咬合痛など）と持続時間⇒持続性の誘発痛があれば急性の診断名がつく.

・夜間痛，放散痛，関連痛の有無⇒歯髄炎で生じやすい.

CHECK!　自発痛の種類と関連する主な疾患名

拍動性（ズキズキ痛い）⇒急性化膿性歯髄炎，急性化膿性根尖性歯周炎
牽引性（キーンと痛い）⇒急性単純性（漿液性）歯髄炎
持続性⇒急性化膿性歯髄炎，急性化膿性根尖性歯周炎
間歇性⇒急性単純性（漿液性）歯髄炎の初期
放散痛（原因歯から周囲に広がる痛み）⇒歯髄炎，特に急性化膿性歯髄炎
夜間痛（睡眠中の痛み）⇒急性化膿性歯髄炎

B 既往歴

- ・全身既往歴として，罹患した疾患，アレルギー，出血傾向など
- ・歯科治療経験（麻酔，抜歯）
- ・患歯の治療歴

Ⅱ. 診査・検査法 よくでる

A 視診

- ・口腔外：顔面・頰部腫脹，外歯瘻，所属リンパ節の腫脹などの確認
- ・口腔内：歯質，齲蝕，歯肉（発赤，腫脹）の状態，瘻孔の有無

B 触診

　手指による軟組織の触診と器具による硬組織の触診がある.

- ・手指で腫脹の有無，硬さ，圧痛の有無，所属リンパ節の状態を把握する.
- ・探針で齲蝕の広がり，露髄の有無を調べる.

CHECK! 波動と羊皮紙様感と捻髪音

- ・**波動**➡軟組織下に膿瘍が波及した際に触知できる. ➡**急性化膿性根尖性歯周炎（粘膜下期）**の所見で切開・排膿の目安となる.
- ・**羊皮紙様感**➡骨壁が薄くなり内容物が液体の際に触知できる. 外から押さえるとペコペコする感覚 ➡**歯根嚢胞の所見**
- ・**捻髪音**➡腫脹部を圧すると，内部の気体が周囲組織をはがし，プチプチと音がする. ➡**皮下気腫**の所見

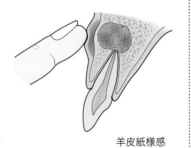

羊皮紙様感

C 打診

　ピンセットやミラーの後端で歯を叩き打診痛の有無と打診音などを調べる.

・対照の健全歯から診査し患歯と比較する.

・垂直打診痛は根尖歯周組織の炎症を，水平打診痛は歯根側面の炎症を示唆する.

・打診痛と打診時の濁音：根尖性歯周炎の代表的な臨床所見である.

・打診痛の有無：一部性歯髄炎と全部性歯髄炎の鑑別に応用できる＝歯髄保存可否の判断基準の1つ.

・生活歯は清音が，失活歯は濁音が，アンキローシスのある歯では金属音がする.

・根尖部の歯槽骨に開窓（フェネストレーション）がある場合，歯根振盪（フレミタス）を触知する.

・歯根破折時にも打診痛を生じることが多い.

 CHECK!　フェネストレーション診査時の歯根振盪（フレミタス）

フェネストレーション部に指を当てた状態で打診を行うと，歯根が動く感覚が触知できる.

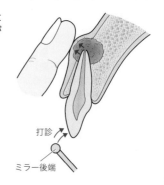

打診

ミラー後端

D 歯の動揺度と歯周ポケット検査

・急性根尖性歯周炎では動揺を認める場合がある.

・歯周ポケット検査は歯周炎との鑑別，歯内 – 歯周疾患の診断に重要である. → p.121 参照

・歯根の垂直性破折では限局性の歯周ポケットが形成される.

検査・診査法

E 温度診

・以下の方法で歯に温度刺激を与え，疼痛の有無で歯髄の生死を診査する.

　冷刺激➡氷片（アイススティック），冷エアゾール，冷水，冷風

　温刺激➡加熱ストッピング，温水，温熱風

・疼痛が持続する場合（1分以上）は急性症状があると診断する.

・歯髄充血と単純性（漿液性）歯髄炎では冷刺激に痛みを覚えやすい.

・化膿性の歯髄炎では温刺激に痛みを覚えやすい.

CHECK! 歯髄疾患の急性症状

歯髄疾患における急性症状の臨床診断は，①自発痛があること，②冷温痛の持続痛のどちらかの症状を認めることである.

F 歯髄電気診

　エナメル質から電流を流し，疼痛や違和感の有無で歯髄の生死を判定する.

術式

・対照歯（健全歯）の診査から実施：対照歯は反対側同名歯，なければ隣在歯

①電極の設置：口腔粘膜に接触させるか電極部分を患者に握ってもらう.

②簡易防湿と患歯の乾燥（漏電防止）

③少量のペーストを塗布したプローブを唇（頰）側の歯冠側 1/3 から

1/2のエナメル質に接触させる. 同部位が露出象牙質や修復物の場合は他の歯面のエナメル質に接触させる.

④痛みを訴えた際は診断機の数値を読み取る.

⑤複数回測定し, 平均値を出す.

歯髄電気診の結果	推定される状態
閾値低下 →弱い電流で反応(過敏な状態)	歯髄充血 急性単純性(漿液性)歯髄炎
閾値上昇 →強い電流で反応(鈍い状態)	急性化膿性歯髄炎

・慢性(潰瘍性, 増殖性)歯髄炎:閾値が上昇する場合がある.

・外傷後は一過性に反応が消失, あるいは閾値が上昇する場合がある.

・根未完成歯では反応がない, あるいは閾値が上昇する場合がある.

・被覆冠が装着されている場合は実施できない.

・患者がペースメーカーを使用している場合:ペースメーカーの機種によっては電気診が可能だが, 担当医師への問い合わせを行うことが必要.

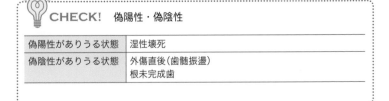

CHECK! 偽陽性・偽陰性

偽陽性がありうる状態	湿性壊死
偽陰性がありうる状態	外傷直後(歯髄振盪) 根未完成歯

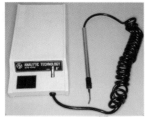

電気歯髄診断器（パルプテスター）

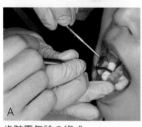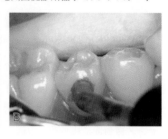

歯髄電気診の術式
　A：電極を患者に握ってもらい（術式①），簡易防湿と患歯の乾燥を
行う（術式②）．B：プローブに少量のペーストを塗布し，頰側の歯
冠側にプローブを接触させる（術式③）．

G 透照診

・歯に強力な光を照射してその透過光から疾病を判定する．

・隣接面齲蝕や歯冠部の亀裂の診査に有効である．

・健全歯髄はピンク色に見え失活歯髄は暗赤色となることから，歯髄の
　生死判定の参考にできる．

H エックス線検査

　歯内治療には必須の検査である．視診ではわからない歯根，歯髄腔，
根尖歯周組織の状態を把握する．

1）単純エックス線画像

・一般的には二等分法，平行法を応用

・頰舌側の根管の重なりを避けるためには偏心投影法を応用

・瘻孔からガッタパーチャポイント（矢印）を挿入して撮影（瘻管造影）

➡原因歯（部位）の特定に応用

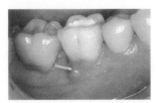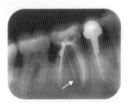

瘻管造影(第102回歯科医師国家試験)

2）歯科用コーンビーム CT（CBCT）

　根管の数や走行，根尖病変の広がりを三次元的に観察できるため，口内法エックス線画像に比べ多くの情報量が得られる．

　特に以下の点で有効である．

・歯根の頬舌的な彎曲（形態）の診査

・フェネストレーション（開窓）の診断

・複根歯における根管数と形態の診査，ならびに根尖部歯周組織の診査

・歯根破折の診断

・歯根尖切除術施行前における診査

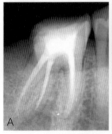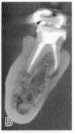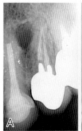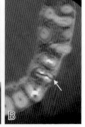

CBCTの歯列直交断(＝矢状断)像(B)により，口内法エックス線画像(A)では見えない近心舌側根の頬舌方向の彎曲がわかる．

CBCTの水平断像(B)により，口内法エックス線画像(A)では見えない垂直性の歯根破折がわかる(矢印)．

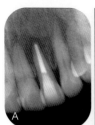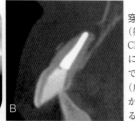

穿孔とフェネストレーション
（第110回歯科医師国家試験）
CBCTの歯列直交断（＝矢状断）像（B）
により，口内法エックス線画像（A）
では見えないフェネストレーション
（皮質骨断裂）と根管充塡材が穿孔部
から唇側へ溢出していることがわか
る.

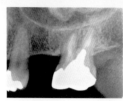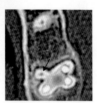

CBCTによる根管数の確認（第113回歯科医師国家
試験）
CBCTの水平断像により口蓋根に未処置の根管
（矢印）が確認できる.

I 麻酔診

　放散痛，あるいは歯痛錯誤で患歯が特定できない場合，疑わしい部位
に麻酔を施し疼痛消退の有無で患歯を判定する.
・痛みの定位が悪い歯髄炎で応用されるケースが多い.
・歯根膜注射は麻酔の奏効範囲が狭くなり有用
・非歯原性疼痛の診断に用いることがある

CHECK!　痛みの定位

痛みを覚えている歯の特定が容易な場合，「痛みの定位」がよいと表現する.
歯髄炎は一般的に「痛みの定位」が悪く，根尖性歯周炎は「痛みの定位」
がよい.

J 切削診

・歯を切削した際の疼痛の有無で歯髄の生死を判定する.

・切削を伴うため, 最終手段となる.

・歯髄電気診で反応がない場合は切削診を行い, そのまま根管治療へ移行する.

K 楔応力検査

・割りばしなどを噛ませ疼痛の有無を診査する.

・有髄歯に亀裂や破折がある場合, 破折部の離開・閉鎖の動きによって痛みが起こる.

L 嗅 診

・臭気を嗅ぎ分ける診査法

・急性壊疽性歯髄炎や歯髄壊疽の診断に用いる.

M 根管内細菌培養検査

・根管から採取したサンプルを培地に播種することで実施

・寒天培地に播種した際にはコロニーの有無によって, 液体培地では濁度によって細菌の有無を判定

・根管充填時期を判断するための基準の1つ

N 根管内容物の検査

・塗抹標本検査

・細菌と遊走細胞から根尖部の炎症状態を診査

・上皮細胞, コレステリンの存在は歯根嚢胞を示唆

歯髄疾患

Check Point

・歯髄疾患の原因を理解する.

・歯髄疾患の分類（診断）と臨床症状を理解する.

・歯髄疾患の治療方針を理解する.

・歯髄疾患の治療法を理解する.

Ⅰ. 歯髄疾患の原因

A 細菌学的原因（最も頻度が高い）

1）感染経路

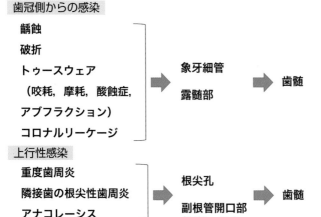

歯冠側からの感染

齲蝕
破折
トゥースウェア
（咬耗，摩耗，酸蝕症，
アブフラクション）
コロナルリーケージ

→ 象牙細管
露髄部 → 歯髄

上行性感染

重度歯周炎
隣接歯の根尖性歯周炎
アナコレーシス

→ 根尖孔
副根管開口部
（側枝，根尖
分岐，髄管） → 歯髄

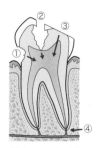
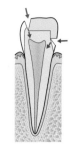
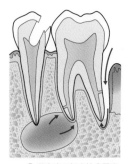

① トゥースウェア
② 齲蝕
③ 歯の破折
④ アナコレーシス

コロナルリーケージ

① 隣在歯の根尖性歯周炎
② 重度歯周炎

歯髄への感染経路

B 物理的刺激

1）機械的刺激

・外傷，トゥースウェア／歯の歯折・亀裂，歯科治療時の切削

2）温度的刺激

・歯の切削時の発熱，歯科材料の硬化時発熱，金属修復物の熱伝導

C 化学的原因

・歯科材料中の化学物質，刺激性消毒薬

Ⅱ．歯髄疾患の分類と臨床症状 よくでる

A 歯髄充血

　齲蝕，破折などで歯質が菲薄となり，機械的刺激，温度刺激あるいは象牙細管からの細菌性の刺激で刺激部位に限局性の炎症がみられる状態．歯髄への細菌感染（侵入）はない．

1）自覚症状

・自発痛（−）

・一過性の誘発痛（冷，甘味），まれに温水痛

2）検査所見

・歯髄電気診：正常もしくは閾値が低下

3）治療方針

・症状が軽度➡間接覆髄後に修復

・歯髄腔まで象牙質の厚みがある➡すぐに修復も可

・齲蝕が歯髄に近接➡暫間的間接覆髄（IPC）法を検討

・誘発痛が比較的強い➡歯髄鎮痛消炎療法後に間接覆髄

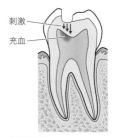

刺激
充血

歯髄充血
一般的に齲窩は浅い．窩底に露出した象牙細管を通して歯髄組織が刺激される．

歯髄疾患

B 急性単純性（漿液性）歯髄炎（初期≒一部性）

歯髄への感染（露髄）はなく炎症が歯冠部に限局しているもの．比較的軽度な急性症状を示す．

1）自覚症状

・自発痛：間歇的，牽引性

・誘発痛（冷，甘味，酸）：一過性あるいは持続性

2）検査所見

・歯髄電気診：正常もしくは閾値の低下

・打診（－）

3）治療方針

・歯髄鎮痛消炎療法

急性単純性（漿液性）歯髄炎の初期は可逆性歯髄炎に該当する．しかし，臨床的には可逆性なのか，不可逆性なのか確実に判断することが難しいこともある．そのようなケースでは，まず歯髄鎮痛消炎療法を実施し，症状が治まれば可逆性歯髄炎，治まらなければ不可逆性歯髄炎と診断をつけることになる．処置後の経過をみたうえで診断をつけることを**待機**

的診断法という．症状が治まった場合は必要に応じて間接覆髄を行う．

　自発痛があっても間歇的であれば，まずは歯髄鎮痛消炎療法で歯髄の保存をはかる．

C 急性単純性（漿液性）歯髄炎（後期≒全部性）

　細菌感染（露髄）はないが，炎症が歯髄全体に広がり比較的強い臨床症状を示す状態．

1）自覚症状

・自発痛：持続的，牽引性
・急性化膿性歯髄炎ほどではないが就寝時痛，夜間痛，関連痛がみられる場合がある．
・誘発痛：持続性

　　　　　冷水痛➡強まる

　　　　　温水痛の発現

2）検査所見

・打診痛（+）
・歯髄電気診：閾値の低下

3）治療方針

・抜髄

一層の
硬い象牙質
刺激
単純性炎

急性単純性（漿液性）歯髄炎
深在性の齲蝕がみられるが，
露髄は認めない．

D 急性化膿性歯髄炎

　歯髄への細菌感染（露髄）が起こった状態．多くの場合は短期間で歯髄全体へ炎症（感染）が拡大し，強い急性症状を示す．露髄部から内圧が開放された場合などでは，慢性歯髄炎に移行することもある．

1）自覚症状

・自発痛：持続的，拍動性，放散性，夜間痛，関連痛
・誘発痛：持続的，冷水痛➡進行に伴い温熱痛（冷刺激で疼痛緩和）

歯髄疾患

・咬合時痛（一部性から全部性へ移行した場合）

・挺出感（全部性の場合）

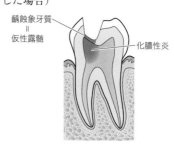

急性化膿性歯髄炎
深在性の齲蝕がみられる．齲蝕を取り切ると歯髄が露出する．

2）検査所見

・打診痛（＋）（全部性の場合）

・歯髄電気診：閾値の上昇

・視診，触診：露髄を伴う深在性齲蝕

・エックス線所見：歯髄に達するエックス線透過像

3）治療方針

・抜髄

CHECK!　露髄

真性露髄：歯髄が明らかに露出している．
仮性（不顕性）露髄：視診上ではわからないが，軟化象牙質が歯髄に達し細菌感染が起こっている．あるいは象牙細管を通して細菌感染が起こっている．

E 急性壊疽性歯髄炎

　歯髄に腐敗菌が感染したもの．歯髄組織の一部に壊疽がみられる．臨床症状と治療法は，急性化膿性歯髄炎と同じ．髄腔開放時に**腐敗臭**を認めるのが特徴．

F 慢性潰瘍性歯髄炎

　露髄面，あるいは仮性露髄面直下の歯髄に潰瘍（歯髄の欠損）が形成されたもの．感染は起こっているが強い臨床症状（急性症状）はない．

1）自覚症状

・自発痛（−）

・食片が齲窩に嵌入すると疼痛が生じる．

2）検査所見

・視診・触診：露髄を伴う深在性の齲蝕．探
針で齲窩（露髄面）を触診することで出血
し，痛みを覚える．

・エックス線所見：歯髄に達するエックス線
透過像

・歯髄電気診：正常あるいは閾値の上昇

・打診：全部性では（＋）

3）治療方針

・歯根完成歯：抜髄

・根未完成歯で一部性の場合：生活断髄（アペキソゲネーシス）

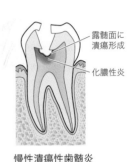

露髄面に
潰瘍形成

化膿性炎

慢性潰瘍性歯髄炎
深在性の齲蝕で露髄して
おり，露髄面に潰瘍を形
成している．

Ⓖ 慢性増殖性歯髄炎

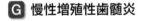

歯髄の生活力が旺盛で，露髄部に歯髄ポリープ（息肉）を形成したもの．
若年者（根未完成歯）にみられることが多い．

1）自覚症状

・ほとんどなし

2）検査所見

・視診：齲窩にポリープを確認

・触診：ポリープへの軽度な接触時痛

・エックス線所見：歯髄に達するエックス線透過像

・歯髄電気診：正常あるいは閾値の上昇

3）治療方針

・歯根完成歯：抜髄

・根未完成歯で一部性の場合：生活断髄（アペキソゲネーシス）

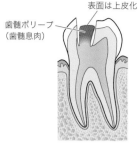

慢性増殖性歯髄炎
深在性の齲蝕で露髄しており，齲窩内にポリープ状に増殖した肉芽組織を認める．表層は潰瘍状でフィブリンで覆われる場合，あるいは上皮で覆われる場合がある．

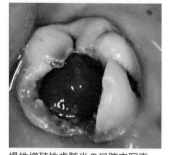

慢性増殖性歯髄炎の口腔内写真
（第110回歯科医師国家試験）
歯髄ポリープが確認できる．歯周組織由来の息肉と鑑別を要する場合がある．

Ｈ 上行性歯髄炎

　根尖孔，副根管開口部（側枝，根尖分岐，髄管）からの刺激，あるいは細菌感染によって起こる歯髄炎．細菌感染が起こると化膿性歯髄炎と同様の症状を呈する．感染が起こるまでは単純性（漿液性）歯髄炎に類似した症状を示す．慢性炎症の病態をとり，無症状に歯髄壊死に至る場合もある．

1）原因
・歯周炎（歯周ポケット）（＝歯内−歯周疾患クラスⅡ病変→ p.122 参照）
・隣在歯の根尖病変
・アナコレーシス（血行感染）

2）検査所見
・歯周炎を原因とする場合は深い歯周ポケットを認める．
・エックス線所見：根尖に至る歯槽骨吸収像（歯周炎を原因とする場合）
　　　　　　　　　隣在歯の根尖部透過像が患歯に波及（根尖性歯周炎を原因とする場合）

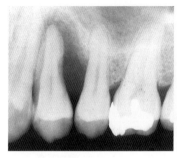

上顎左側第一小臼歯の上行性歯髄炎
根の遠心側に根尖に至る歯槽骨吸収像を
認める．根尖孔から歯髄へ感染が起こっ
た可能性が高い．

3）治療方針

・基本的には抜髄

・感染がない場合は原因除去（歯周治療）によって改善する場合がある．

Ⅰ 歯髄壊死，歯髄壊疽

　歯髄の生活反応が失われた状態．細菌感染を伴わない場合が歯髄壊死，細菌感染を伴う場合が歯髄壊疽となる．起炎物質，細菌が根尖孔から歯周組織へ広がると根尖性歯周炎へ移行する．

1）自覚症状

・ほとんどなし

2）検査所見

・視診：歯の変色を認める場合がある．

・嗅診：歯髄壊疽の場合は腐敗臭

・歯髄電気診：反応なし

・打診：軽度の打診痛を認める場合がある．

3）治療方針

・感染根管治療

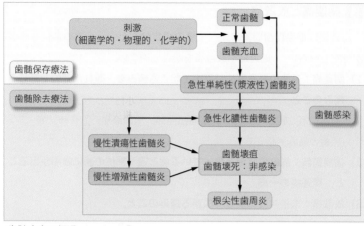

歯髄疾患の経過

J 治療方針からみた歯髄炎の臨床所見のまとめ

	可逆性歯髄炎	不可逆性歯髄炎		
診断名	歯髄充血 急性単純性(漿液性)歯髄炎 (初期)	急性単純性(漿液性)歯髄炎 (後期)	急性化膿性歯髄炎 急性壊疽性歯髄炎	慢性潰瘍性歯髄炎 慢性増殖性歯髄炎
治療	・間接覆髄 ・鎮痛消炎療法 →間接覆髄	・抜髄 ・生活断髄 (一部性歯髄炎で根未完成歯の場合)		
自発痛	間歇的,牽引性 (歯髄充血はなし)	持続的,拍動性,放散性 夜間痛,関連痛		なし
誘発痛	冷水痛	冷水痛	温熱痛	なし
歯髄 電気診	正常もしくは 閾値の低下	閾値の低下	閾値の上昇	正常もしくは閾値 の上昇
露髄	なし	なし	あり	
打診	なし	あり	あり(全部性)	あり(全部性)

K 関連痛と放散痛

　歯髄炎は根尖性歯周炎に比べて**痛みの定位**が悪く（痛みの部位を患者が特定しづらい），関連痛や放散痛を起こしやすい．

1）関連痛：身体のある部位が原因で起こる痛みを，離れた部位で感じる痛みのこと．

例）心筋梗塞，狭心症，筋・筋膜痛症候群，顎関節症，三叉神経痛

　　➡歯の痛みと感じる．

2）歯痛錯誤：痛みの原因となっている歯と違う部位の歯に歯痛が出ること．関連痛の一種．

3）放散痛：末梢神経に沿って広がる痛みのこと．

　根尖から中枢側へ向かう神経に沿って痛みが出る．

　　➡原因歯の周辺一帯が痛いと感じる．

・歯痛錯誤，放散痛で原因歯の特定が困難な場合には，**麻酔診**が有効

歯髄保存療法

Check Point
・歯髄保存療法の適応と術式を理解する.
・歯髄保存療法に使用する器具と薬剤について理解する.

CHECK!

自発痛（間歇的）がある（誘発痛が強い） ➡ 歯髄鎮痛消炎療法
自発痛がない（誘発痛がないか弱い） ➡ 覆髄（間覆・直覆，IPC）

I. 歯髄鎮痛消炎療法

A 目的

起炎物質を排除し，鎮痛消炎薬の作用で炎症を抑え歯髄の保存をはかる.

B 適応：自発痛，強い誘発痛がある可逆性歯髄炎

・歯髄充血
・急性単純性（漿液性）歯髄炎の初期

C 適応外：不可逆性の歯髄炎

・急性単純性（漿液性）歯髄炎の後期

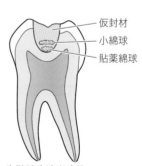

仮封材
小綿球
貼薬綿球

歯髄鎮痛消炎療法

・急性化膿性歯髄炎

・慢性の歯髄炎（慢性潰瘍性歯髄炎，慢性増殖性歯髄炎）

・露髄のある場合

D 術式

①必要に応じ局所麻酔

②ラバーダム装着

③齲窩の開拡と軟化象牙質の除去

④消毒と乾燥

⑤鎮痛消炎薬を綿球につけ貼付

・貼薬綿球の上に乾綿球を置くと仮封操作が容易になる．

⑥仮封（酸化亜鉛ユージノールセメントが頻用される）

・酸化亜鉛ユージノールセメント単独で鎮痛消炎効果を期待する場合もある．

⑦経過観察

・経過良好 ➡ 必要に応じて間接覆髄を行い最終修復処置へ移行

・症状改善せず ➡ 抜髄，あるいは生活断髄

E 歯髄鎮痛消炎薬

・フェノール

・**フェノール・カンフル**

・パラクロロフェノール・グアヤコール

・グアヤコール

・**ユージノール（酸化亜鉛ユージノールセメント）**

F 応急処置としての歯髄鎮痛消炎療法

歯髄鎮痛消炎療法を急性症状のある不可逆性歯髄炎に応用する場合がある．疼痛緩和のための応急処置としての応用であり，後日抜髄処置を実施する．

II. 間接覆髄法

A 目的

・刺激の遮断
・修復象牙質（第三象牙質）の形成促進

B 適応

・臨床的に健康な歯髄だが歯髄に近接する欠損（齲蝕等）がある場合
・歯髄充血
・急性単純性（漿液性）歯髄炎の初期（鎮痛消炎療法の後）
注）齲蝕は完全に除去する．齲蝕を残して覆髄するのは暫間的間接覆髄法である．

C 術式

①必要に応じて局所麻酔
②ラバーダム装着
③齲窩の開拡と軟化象牙質の除去
④齲窩の清掃と乾燥
⑤間接覆髄剤の貼付
⑥裏層（仮封）あるいは修復処置（グラスアイオノマーセメント，コンポジットレジン）
⑦経過観察と修復処置

　通常はそのまま最終修復を実施する．欠損が歯髄に近接している場合，あるいは齲蝕除去・切削による歯髄へのダメージが懸念される場合は経過観察する．

D 間接覆髄剤 ⊚よくでる

・酸化亜鉛ユージノールセメント（刺激の遮断＋鎮静効果）

・水酸化カルシウム製剤

（刺激の遮断＋再石灰化＋修復象牙質の形成促進）

・タンニン・フッ化物合剤配合ポリカルボキシレートセメント

（刺激の遮断＋再石灰化＋修復象牙質の形成促進）

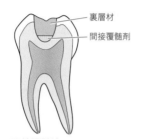

裏層材
間接覆髄剤

間接覆髄法

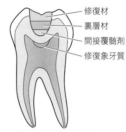

修復材
裏層材
間接覆髄剤
修復象牙質

間接覆髄法後の治癒

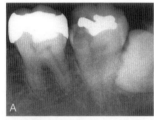

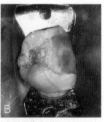

間接覆髄の適応例（第99回歯科医師国家試験）
下顎左側第二大臼歯のエックス線画像（A）に歯髄に近接する
齲蝕の透過像を認める．急性症状はなく，齲蝕除去後の口腔内
写真（B）に露髄を認めない．近心部に間接覆髄剤を貼付する．

Ⅲ. 直接覆髄法 ⊚よくでる

A 目的

・刺激の遮断

・デンティンブリッジの形成

B 適応症

急性症状を伴わず（正常歯髄，歯髄充血），以下の条件を満たす場合

・**露髄径が 2 mm 未満**

・**歯髄感染がない**

　例）窩洞形成時の露髄，破折直後の露髄

注）歯髄生活力の旺盛な若年者，根未完成歯では適応範囲を拡大する場合がある.

C 禁忌症

・急性症状（自発痛）がある場合

・歯髄感染がある場合

　例）破折による露髄で長時間放置された場合，齲蝕除去時の露髄

・露髄径が 2 mm 以上の場合

D 術式と薬剤

①局所麻酔

②ラバーダム装着

③窩洞の清掃と露髄面の**ケミカルサージェリー（2.5〜6%次亜塩素酸ナトリウム）**

④露髄面の洗浄と止血（生理食塩水）

⑤乾燥と薬剤の貼付**（水酸化カルシウム製剤，MTA セメント）**

⑥裏層（酸化亜鉛ユージノールセメント）と仮封（グラスアイオノマーセメント，コンポジットレジン）

⑦経過観察：1〜数か月後，臨床症状がなく，デンティンブリッジが形成されていることをエックス線検査で確認し，最終修復へ移行.

歯髄保存療法

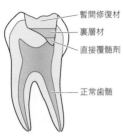
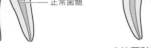
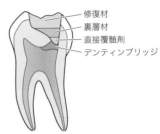

直接覆髄法　　　　　　　　直接覆髄法の治癒

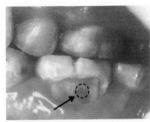
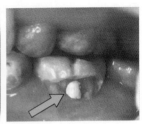

直接覆髄の例（第102回歯科医師国家試験）
黒矢印は露髄部，青矢印は水酸化カルシウムを示す．

※ MTA（mineral trioxide aggregate）セメント

日本では「直接覆髄」への適応が薬事承認されている．

・水硬性でケイ酸カルシウム水和物と水酸化カルシウムを生成．

・封鎖性と生体適合性に優れる．

・抗菌性と硬組織形成誘導能をもつ．

・欠点として，歯質を黒変させることがある．

Ⅳ．暫間的間接覆髄法（IPC法）

A 概要

齲蝕が歯髄に近接し，徹底除去すると露髄リスクが高いと判断される場合に，感染象牙質を意図的に残して露髄を回避し，歯髄の保存をはかる治療法．

B 目的

・感染象牙質の再石灰化
・修復象牙質の形成促進

C 適応症

　齲蝕の切削除去によって露髄するリスクが高い場合で以下の条件を満たす場合.

・**急性症状がない**（正常歯髄, 歯髄充血）
・齲蝕による露髄がない

D 禁忌症

・不可逆性歯髄炎
・急性症状のある歯髄炎

E 術式

①無麻酔下での施術が原則
②ラバーダム装着
③齲窩の開拡と軟化象牙質の可及的除去
④齲窩の清掃と乾燥
⑤覆髄剤の貼付
⑥裏層と仮封
⑦経過観察と修復処置（3か月以降）
・臨床症状がないことを確認
・エックス線検査で**修復象牙質の形成を確認**
・仮封, 裏層材, 覆髄剤を除去して感染象牙質の状態を確認
　　感染象牙質の硬化を確認➡最終修復
　　軟化象牙質は残存しているが除去可➡最終修復
　　軟化象牙質が残存し除去不可➡再度覆髄

歯髄保存療法

F 暫間的間接覆髄に使用する薬剤

・水酸化カルシウム製剤

・タンニン・フッ化物合剤配合カルボキシレートセメント

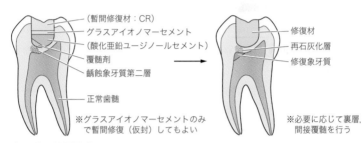

- （暫間修復材：CR）
- グラスアイオノマーセメント
- （酸化亜鉛ユージノールセメント）
- 覆髄剤
- 齲蝕象牙質第二層
- 正常歯髄

※グラスアイオノマーセメントのみ
で暫間修復（仮封）してもよい

- 修復材
- 再石灰化層
- 修復象牙質

※必要に応じて裏層，
間接覆髄を行う

暫間的間接覆髄法

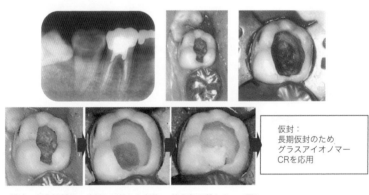

仮封：
長期仮封のため
グラスアイオノマー
CRを応用

適応：深在性齲蝕　歯髄に接近した部位　軟化象牙質をすべて覆う
　　　　　　　　　のみ軟化象牙質を残す　ように覆髄剤貼付
　　　　　　　　　　　　　　　　　　　（水酸化カルシウム，タ
　　　　　　　　　　　　　　　　　　　ンニン・フッ化物合剤配
　　　　　　　　　　　　　　　　　　　合カルボキシレートセメ
　　　　　　　　　　　　　　　　　　　ント）

IPC の症例（第102回歯科医師国家試験）

生活断髄法と抜髄法

> **Check Point**
> ・生活断髄法と抜髄法の適応と術式を理解する.
> ・生活断髄法と抜髄法に使用する器具と薬剤について理解する.

Ⅰ. 生活断髄法

A 目的

・デンティンブリッジの形成と歯根部歯髄の保存
・歯根の形成誘導（アペキソゲネーシス）

B 適応症

・根部歯髄に感染・炎症が波及していないことが前提

　急性単純性（漿液性）歯髄炎で鎮痛消炎療法が奏効しなかったケース,
慢性潰瘍性歯髄炎, 慢性増殖性歯髄炎の初期➡打診痛がないことが必須
・直接覆髄が困難なケース

　露髄径 2 mm 以上

　露髄面の汚染（齲蝕除去時の露髄, 破折による露髄で経過時間の長い
ケース）

*基本的には根未完成歯に応用

C 術式 よくでる

①局所麻酔
②ラバーダム防湿

③軟化象牙質の除去

④髄室開拡

⑤冠部歯髄の除去

⑥根管口部（単根管の場合は歯頸部から1mm根尖側）で歯髄を切断

⑦ケミカルサージェリー（2.5～6％次亜塩素酸ナトリウム）

⑧洗浄・止血（生理食塩水）

⑨覆髄剤（水酸化カルシウム，MTAセメント）の貼付

⑩裏層と仮封（グラスアイオノマーセメント，コンポジットレジン）

⑪経過観察と修復処置

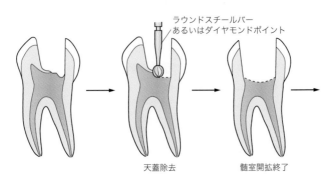

ラウンドスチールバー
あるいはダイヤモンドポイント

天蓋除去　　　　　髄室開拡終了

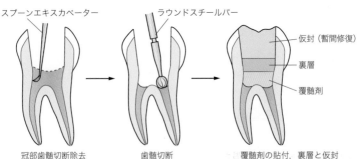

スプーンエキスカベーター　　　ラウンドスチールバー

仮封（暫間修復）

裏層

覆髄剤

冠部歯髄切断除去

歯髄切断
根管口よりやや大きめの
ラウンドバーを使用する
（根部歯髄の巻き込みを防
ぐため）

覆髄剤の貼付，裏層と仮封
※直接覆髄，生活断髄では歯髄に圧
がかからないように軟らかく練和し
た酸化亜鉛ユージノールセメントを
裏層材として使用することが多い.

生活断髄法

生活断髄
と抜髄法

CHECK!　デンティンブリッジが形成される治療法

歯髄組織に直接薬剤（水酸化カルシウム，MTA セメント）を作用させた場合に形成される硬組織がデンティンブリッジ➡直接覆髄法，生活断髄法
*間接覆髄で形成される修復象牙質はデンティンブリッジとはよばない.

D 治癒機転

歯髄切断面に水酸化カルシウム（MTA）の作用でデンティンブリッジが形成される. デンティンブリッジから根尖側の歯髄は生活反応を維持する.

Ⅱ. 麻酔（直接）抜髄法

A 目的

・根尖部歯周組織への感染・炎症波及の防止
・除痛
・便宜的目的：
　形成時に露髄が予測される場合
　根尖部の掻爬を伴う外科処置で術後に歯髄の失活が予測される場合
　歯冠修復にポスト形成が必要な場合

B 適応

・不可逆性の歯髄炎
・露髄（露髄径が 2 mm 以上，あるいは露髄面が汚染されているケース）
*歯根が完成している場合は抜髄が選択される場合が多い. しかし近年，歯髄保存の重要性が提唱され，生活断髄が適応される場合もある.
・内部吸収
・便宜的な要求がある場合

C 術式

→ Chapter 7「根管処置」参照

D 治癒機転

→ p.85「根管充填後の治癒経過（根尖部創傷の治癒機転）」参照

生活断髄法と抜髄法

根尖性歯周疾患

歯周疾患
根尖性

Check Point

・根尖性歯周疾患の原因を理解する.

・根尖性歯周疾患の分類（診断）と臨床症状を理解する.

・根尖性歯周疾患の治療方針を理解する.

Ⅰ. 根尖性歯周疾患の原因

A 物理的原因

・オーバーインスツルメンテーション（器具の根尖孔外への突き出し）

・過剰根管充塡

・咬合性外傷

・外傷

B 化学的原因

・根管治療薬剤

・壊死歯髄分解産物

・根管内滲出液（変性した自己タンパク質）

C 細菌学的原因

・口腔常在菌による混合感染

・細菌が定着した根管を**感染根管**とよぶ（病名ではない）. 感染根管から根尖孔，あるいは副根管を経由して歯周組織に細菌と細菌性因子が波

及する.

・難治性の根尖性歯周炎では *Enterococcus faecalis* が根管から高頻度に分離される.

D 歯髄腔，根管への感染経路

（1）歯冠側からの感染

・齲蝕，破折，咬耗・摩耗による露髄

・菲薄になった象牙質の象牙細管＝**仮性露髄**

・**歯内歯，中心結節の破折**

（2）根尖部や根側部，分岐部からの感染

・歯周疾患，隣接歯の根尖性歯周炎

　➡ 上行性歯髄炎から根尖性歯周炎へ移行

（3）血行性感染（アナコレーシス）

（4）根管充塡歯の再感染

①**コロナルリーケージ**：歯冠側からの漏洩

・不確実な仮封，仮封による長期放置

・根管充塡の不備（死腔の存在）

・不適合な修復物

・齲蝕の取り残し

②**アピカルリーケージ**：根尖側からの漏洩

・根管充塡不備による根尖孔からの滲出液漏洩

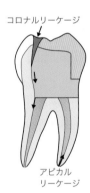

コロナルリーケージ

アピカルリーケージ

Ⅱ. 根尖性歯周疾患の分類　🎯よくでる

Ⓐ 急性根尖性歯周炎

1）急性単純性根尖性歯周炎

　細菌以外の原因で起こる根尖部の炎症.

（1）臨床症状

　自覚症状

・自発痛（±）

・腫脹感（－）

・咬合痛・挺出感（＋）

　他覚症状

・打診痛（＋）

・根尖相当部歯肉圧痛（－）

・所属リンパ節圧痛・腫脹（－）

・エックス線画像所見：歯根膜腔拡大や歯槽硬線消失

（2）原因と治療

　基本的には原因除去で治癒する.

・根管内の歯髄分解産物，変性した滲出液

　➡感染根管治療

・オーバーインスツルメンテーション

　➡根管拡大を一時中止して組織を安静に保つ

・外傷性因子

　➡咬合調整，固定，ナイトガード

注：感染を伴う場合の**オーバーインスツルメンテーション**はフレアアップ（急性化膿性根尖性歯周炎）の原因になる.

2）急性化膿性根尖性歯周炎（急性歯槽膿瘍）

　細菌感染が原因で，比較的強い臨床症状（急性症状）を伴うもの. 膿瘍形成の範囲により**4期（歯根膜期，骨内期，骨膜下期，粘膜下期）**に

区別される．炎症の波及を示すもので，骨吸収の状態（エックス線像）を示すものではない．

（1）臨床症状

急性化膿性根尖性歯周炎(急性歯槽膿瘍)の症状と特記事項(五十嵐勝，歯内治療学，2018)

	歯根膜期 （第1期）	骨内期 （第2期）	骨膜下期 （第3期）	粘膜下期 （第4期）
自発痛	＋ （飲酒，入浴，就寝時増強）	＋＋ 拍動性，持続性	＋＋＋ 拍動性，持続性	＋〜± 軽減する
咬合痛・打診痛	＋	＋＋	＋＋＋	＋〜±
根尖部圧痛	＋	＋＋	＋＋（硬結）	±（波動触知）
発赤・腫脹	発赤＋	発赤＋	発赤＋＋，腫脹＋（硬性）	腫脹＋＋（軟性）
動揺	−，±	＋＋	＋＋	±
エックス線所見	歯根膜腔の拡大	歯槽硬線の消失	びまん性透過像	びまん性透過像
リンパ節圧痛		軟性腫脹，圧痛＋	腫脹，圧痛＋＋	圧痛＋
全身所見		発熱＋（軽微）	発熱＋＋，倦怠感，悪寒	

エックス線潜伏期：原発性の場合（初めて根尖性歯周炎になった場合），骨膜下期（皮質骨の吸収）でびまん性のエックス線透過像がみられる．海綿骨中に炎症がある場合はエックス線透過像として観察されない．

　慢性の状態から急性化膿性根尖性歯周炎へ移行した場合（**フェニックス膿瘍**）は初期からエックス線透過像がみられる．

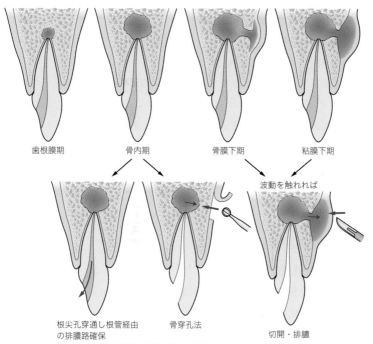

歯根膜期　　　　骨内期　　　　　骨膜下期　　　　粘膜下期

波動を触れれば

根尖孔穿通し根管経由
の排膿路確保

骨穿孔法

切開・排膿

急性化膿性根尖性歯周炎の炎症のステージと緊急処置

根尖性歯周疾患

　骨膜下期までは自発痛，咬合痛，打診痛，動揺などの症状は，炎症の波及とともに強くなっていく．炎症が歯肉粘膜（粘膜下期）＝軟組織に到達すると骨内の圧力が開放され症状が軽減する．軟組織（歯肉・粘膜部）に到達した炎症（膿瘍）によって腫脹は急激に大きさを増す．➡ **波動＝切開排膿の目安**

　骨内期，骨膜下期には**挺出感，温熱刺激での痛みの増大**が起こる．

（2）治療方針

・急性症状（疼痛）を伴う場合，まずは**緊急処置（対症療法）**が必要となる．

　➡**抗菌薬・鎮痛薬の投与**：ペニシリン系抗菌薬の投与が推奨されている．

➡**咬合調整（咬合時痛がある場合）**

➡**排膿路の確保**

・粘膜下期：波動を触知➡**切開・排膿**

・骨内期・骨膜下期（波動を触知しない場合）：根尖孔を穿通（＃15〜25ファイル）し，根管からの排膿路を確保．排膿が止まらない場合は**根管開放**あるいは**開放性仮封**．**骨穿孔法**は歯槽骨にラウンドバーなどで穴を空け排膿路を形成する方法だが，侵襲性が高いため実施する頻度は低い．

・原因除去療法として**感染根管治療**，予後不良の場合は**外科的歯内治療**を実施．

B 慢性根尖性歯周炎

1）慢性単純性根尖性歯周炎

急性単純性根尖性歯周炎と同様に細菌以外の原因で起こる根尖部の炎症で症状が軽度の（急性症状を伴わない）もの．

（1）臨床症状

自覚症状 ほとんどなし，軽度の咬合痛・違和感

他覚症状 エックス線画像所見：歯根膜腔の拡大

軽度の打診痛

（2）治療方針

急性単純性根尖性歯周炎の治療方針に準ずる．

2）慢性化膿性根尖性歯周炎

根管内の細菌を原因として，根尖歯周組織に膿瘍が形成されているが，細菌と宿主の間でバランスが保たれ，強い臨床症状を伴わないもの．急性化膿性根尖性歯周炎から移行する場合もあれば，細菌量の増加や機械的刺激（オーバーインスツルメンテーションなど）で急性化（フレアアップ）することもある．

（1）臨床症状

自覚症状

・自発痛（−）

・根尖相当部歯肉腫脹（±）

・咬合痛・挺出感（−）〜（±）

他覚症状

・打診痛（±）

・根尖相当部歯肉圧痛（±）

・所属リンパ節腫脹・圧痛（±）

・エックス線画像所見：境界が不明瞭なびまん性透過像

・**瘻孔**（内歯瘻・外歯瘻）の形成される場合がある．

（2）治療方針

　　感染根管治療➡予後不良な場合は外科的歯内治療，根管通過法（瘻孔がある場合）

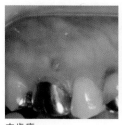
内歯瘻

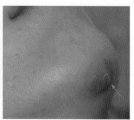
外歯瘻

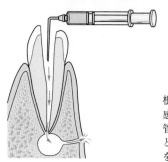

根管通過法
感染根管治療で瘻孔が消失しない場合，根管から洗浄薬(生理食塩水，アクリノールなど)で病変部を洗い流す方法．洗浄液は瘻管を経由して瘻孔から流れ出る．

CHECK! 瘻管造影

瘻孔からガッタパーチャポイントを挿入しガッタパーチャポイントの先端の位置から原因歯，原因部位，疾患を診断する．

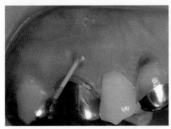
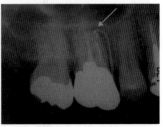

瘻管造影時のエックス線画像
ガッタパーチャポイント先端の位置から上顎右側第一大臼歯の近心頬側根に生じた慢性化膿性根尖性歯周炎由来の瘻孔であると診断できる．

3) 歯根肉芽腫

弱い細菌感染の持続が原因．内層の肉芽組織（形質細胞，マクロファージ，豊富な毛細血管）と外層の線維性結合組織で構成される病変．

（1）臨床症状

自覚症状

・自発痛（-）

・根尖相当部歯肉腫脹（-）

・咬合痛・挺出感（-）～（±）

他覚症状

・打診痛（±）

・根尖相当部歯肉圧痛（±）

・所属リンパ節腫脹・圧痛（-）

・エックス線画像所見：境界が明瞭な**類円形の透過像**

・瘻孔は存在しない．

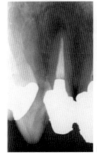

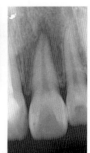

類円形透過像 　　　びまん性透過像

(2) 治療方針

　感染根管治療➡予後不良な場合は外科的歯内治療

4）歯根嚢胞

　根尖孔からの持続的細菌感染を原因とする．歯根膜に存在する**マラッセの上皮遺残**が増殖し，嚢胞壁の**重層扁平上皮層**を形成すると考えられている．下顎に比し，上顎での発症頻度が高い．

（1）歯根嚢胞の構造

・嚢胞壁：（外側）–結合組織層→肉芽組織層→重層扁平上皮層–（内側）の3層構造

・嚢胞腔：コレステリン結晶，剥離上皮細胞，白血球を含む滲出液

・**上皮層は細菌の波及を防止するが，感染根管治療での治癒を妨げる要因になる．**

・根管と嚢胞腔が交通しているものをポケット嚢胞，交通していないものを真性嚢胞とよぶ．

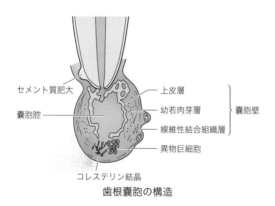

セメント質肥大

嚢胞腔

上皮層

幼若肉芽層　｝嚢胞壁

線維性結合組織層

異物巨細胞

コレステリン結晶

歯根嚢胞の構造

（2）臨床症状

自覚症状

・自発痛（−）

・根尖相当部歯肉腫脹（±）

・咬合痛・挺出感（−）〜（±）

他覚症状

・打診痛（±）

・根尖相当部歯肉圧痛（±）

・触診で**羊皮紙様感**を認めることがある.

・所属リンパ節腫脹（±）・圧痛（−）

・エックス線画像所見：境界が明瞭な**類円形の透過像**. 病変周囲に歯槽
  骨の緻密化（骨硬化像）がみられる.

  ➡歯根肉芽腫よりも大きい

・根管滲出液：淡黄色で粘稠性

（3）治療方針

・感染根管治療➡予後不良な場合は外科的歯内治療

・病変が大きな場合は最初から囊胞摘出と歯根尖切除・逆根管充塡を計
  画する場合もある.

Ⅲ．根尖性歯周炎と全身疾患

　根尖性歯周炎は，以下の疾患との関連性が示唆されている.
＝根尖性歯周炎が原因・増悪因子になると考えられている.

・糸球体腎炎，IgA 腎症

・関節炎

・掌蹠囊胞症

・肉芽腫性口唇炎

・結節性紅斑

　その他にも歯周炎と同様のメカニズムで糖尿病をはじめとした全身疾
患との関連性が示唆されている.

根管処置

　根管治療（処置）は，麻酔抜髄法と感染根管治療の両法で行い，基本的な術式は同じである.

　抜髄では歯髄組織を除去しつつ，髄室開拡，根管形成を行っていくことになる. 一方，感染根管治療の際には根管処置に先立って修復物・補綴装置やコア・根管ポストの除去が必要となるケースがある. 根管充填が行われている場合は充填材（通常はガッタパーチャポイント）を除去したうえで，根管内感染源の除去をはかる.

I. 感染根管治療

　歯髄に生活反応がなくなった時点から以降の根管処置は感染根管治療という➡壊死した歯髄組織が根管に残っている場合も感染根管治療となる.

> 抜髄と混同しないように注意！

A 目的

根管の無害化

・根管内の細菌と代謝産物の除去
・変性して抗原性を示す自己タンパク質（歯髄の分解産物など）の除去
　➡歯周組織ならびに全身への炎症（感染）波及を防止する.

B 適応症

- **・歯髄壊死，歯髄壊疽**
- ・根尖性歯周炎全般
- ・補綴装置を再製する際に根管充填が不十分な（死腔がある）場合

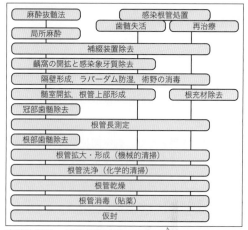

麻酔抜髄法・感染根管治療の流れ よくでる

Ⅱ．隔壁形成

A 目的

- ・ラバーダム防湿による無菌的処置環境の確立
- ・確実な（封鎖性の高い）仮封

B 適応

- ・残存歯質が少なくラバーダム装着が不完全となる場合
  - ➡十分な歯質が残っている場合は直接ラバーダム防湿を行う．

C 隔壁形成の手順

①歯肉切除（歯面を歯肉が被覆している場合）

②根管口の確認とレジン流入防止措置

　➡通常はストッピングで根管口をカバーする

③歯面処理とコンポジットレジンの填入

　（必要に応じてマトリックスバンドを使用する）

④コンポジットレジンを整形，ストッピングを除去して根管口を明示

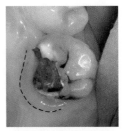

歯肉切除が必要な症例
（第111回歯科医師国家試験）
歯面が歯肉で覆われている場合は歯肉切除を行う（点線）.

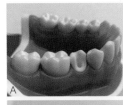
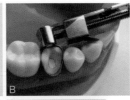
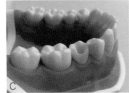
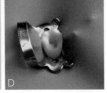

隔壁形成の手順
A：術前．頬側から近心にかけて歯冠部の崩壊が大きくラバーダムの装着が困難．B：レジンの流入を防ぐために根管口上部にストッピングをおき，マトリックスバンドを装着する．コンポジットレジンを歯質欠損部に流し込む（頬側歯質が欠損しているため，舌側用のリテーナーを使用）．C：術後．マトリックスバンドを外し，歯冠形態を整えた．D：ラバーダム装着と確実な仮封が可能となった.

根管処置

Ⅲ. ラバーダム防湿

　ラバーダム防湿は，基本的には髄腔穿孔前に行うことが望ましい.

A 目的

・術野の汚染防止

・軟組織の保護

・小器具の誤飲・誤嚥防止

・薬液の口腔内への漏洩防止

・患歯の乾燥保持

・患歯の明示

B 注意点

・歯軸方向がわかりにくい.

・鼻呼吸が困難な患者に使用できない.

・ラッテクス（ラバー）アレルギーの患者に使用できない.

・嘔吐時など緊急時には迅速に除去する.

C 装着手順

①クランプの選択と試適➡②シートの穿孔，穿孔部にクランプを留める➡③シートとクランプを患歯に装着➡④フレームの装着➡⑤クランプのウイングからシートを外す➡⑥フロスで隣接面にシートを押し込む➡⑦術野の消毒

クランプの種類と形態

  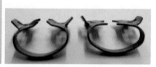

| 上顎大臼歯用 | 下顎大臼歯用 | 上顎大臼歯用 | 下顎大臼歯用 |

上顎用はビークが反り返っている.

根管処置

無翼型クランプ　　　小臼歯用

小・大臼歯用クランプはスプリング部（矢印）が遠心側となるように装着する.

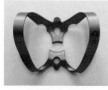 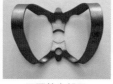 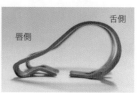

上顎前歯部用　　　　下顎前歯部用

下側が唇側側である.

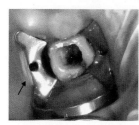

不適切なラバーダム防湿例（第103回歯科医師国家試験）

ウイングにシートが掛かったまま（矢印）だと薬液の漏洩，唾液による汚染が起こる.

根管処置

Ⅳ. 髄室開拡

A 目的

歯冠歯髄腔を開放し，根管に器具を到達させる経路を確保する.

B 術式

①窩洞の概成と歯髄腔への穿孔（ダイヤモンドポイント）

②天蓋の除去（ラウンドバー，ダイヤモンドポイント）

　天蓋の取り残しの確認には**有鈎探針**を使用

③歯冠部歯髄除去（抜髄，生活断髄の場合）

④根管口の確認，髄腔内壁の調整

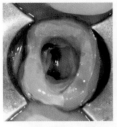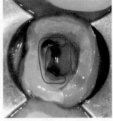

天蓋の取り残し例（第111回歯科医師国家試験）
赤線で囲まれた部分に天蓋の取り残しが疑われる．有鉤探針で確認しながらの除去が必要である．

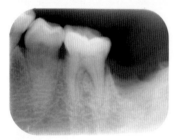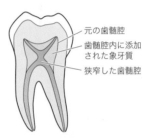

元の歯髄腔
歯髄腔内に添加された象牙質
狭窄した歯髄腔

歯髄腔の狭窄

加齢やさまざまな刺激により歯髄腔壁に象牙質が添加されることで，歯髄腔が狭窄し治療が困難となる→髄室開拡時に添加された象牙質を除去し，根管への直線的経路を確保する．不用意な切削による髄床底の損傷，穿孔に注意が必要である．

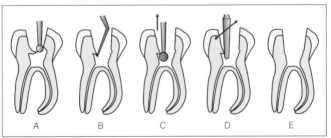

髄室開拡の術式（興地隆史，歯内治療学　第5版，2018）
A：歯髄腔の穿孔，B：天蓋取り残しの確認，C：天蓋除去（スチールラウンドバー），D：天蓋除去（ダイヤモンドポイント），E：除去終了．

V. 根管上部のフレアー形成（根管口明示）

根管上部（1/2～1/3）を外開きに広げること.

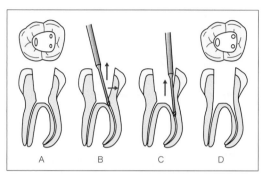

ゲーツグリデンドリルを用いた根管上部のフレアー形成の術式(興地隆史, 歯内治療学 第5版, 2018)
A：術前(天蓋除去終了後).
B，C：フレアー形成中. 無理なく到達できる位置まで挿入後, 引き上げる際に切削する(↑). 根管口部の窩壁を選択的に削除する(→). D：フレアー形成後.

A 目的 よくでる

1）根管への直線的経路（ストレートラインアクセス）の確保

・穿孔，レッジ，ジップの予防

・器具の破折の防止

2）器具操作性の向上

3）薬液対流，削片排出路の確保

B 使用器具

1）ステンレススチール製回転切削器具

①ゲーツグリデンドリル

②ピーソーリーマー，ラルゴドリル

根管処置

2) Ni-Ti（ニッケルチタン）ロータリーファイル

全長が短く刃部テーパーの大きい根管上部形成用

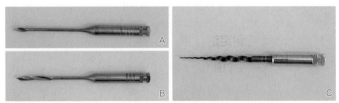

A：ゲーツグリデンドリル，B：ピーソーリーマー，C：フレアー形成用 Ni-Ti ロータリーファイル.

Ⅵ. 根管長測定（作業長の決定）

歯冠側に設定した基準点から生理学的根尖孔（象牙－セメント境）までの距離が作業長となる.

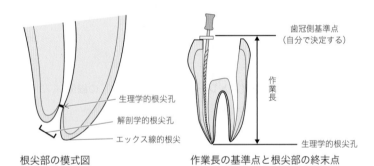

根尖部の模式図

作業長の基準点と根尖部の終末点

A 根管長測定方法

1）電気的根管長測定法 ┐
                      ├ 併用して作業長を決定するのが一般的
2）エックス線画像 ┘

3) 歯の平均長 ⎫
4) 手指の感覚 ⎬ 参考にする
5) 患者の感覚 ⎭

B 電気的根管長測定法

ファイルの先端から口腔粘膜間（根管部）の電気抵抗値（インピーダンス）を測定

➡電気的根管長測定器を用いる

1) 測定方法

・対極を口腔粘膜とリーマー・ファイルに設置

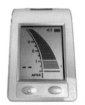

電気的根管長測定器

・リーマー・ファイルを根尖側に進めていく

・目盛りが根尖を示す位置で止め作業長を決定する

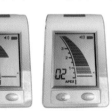

0.5 の位置がおおよその根尖狭窄部

APEX が点灯するとリーマーは歯周組織に接触

2) 注意点

①以下の場合，正しく測定できないことがある．

・根管が乾燥している場合，電解質液（血液，次亜塩素酸ナトリウム）が多量に存在する場合，根未完成歯，根尖吸収歯，根管穿孔がある場合，根管充塡されている場合

②電気的根管長測定器が 0.5 を示す位置から 0.5～1 mm 短い長さを作業長とする〔ROOTZX（モリタ）の場合〕.

③ペースメーカー使用者には原則禁忌である.

C エックス線検査を応用する方法

1）エックス線画像上で患歯の長さを測定

2）リーマートライアル，ポイントトライアル

・電気的根管長測定器を使用して作業長を決定し，決定した長さでリーマー・ファイル，あるいはガッタパーチャポイントを根管に挿入した状態でエックス線撮影を行う.

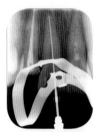

リーマートライアル

・実際のファイルの長さと画像上のファイルの長さから撮影時の伸縮率を算出して，作業長を決定する.

・根未完成歯ではこの方法を中心に作業長を決定する.

3）注意点

・生理学的根尖孔はエックス線画像上の根尖より歯冠側に位置する（0.5～1 mm 短い長さを作業長とする）.

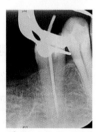

ポイントトライアル

Ⅶ. 根管拡大・形成

A 根管形成の目的・意義

1）根管内の細菌，汚染物質の機械的除去

・細菌の栄養源を除去する.

・根管壁の感染象牙質を除去する.

2）根管洗浄，根管充塡のための形態付与

・薬剤の浸透性を高める.

根管処置

・貼薬を容易にする.

・根管充填時の加圧操作を容易にする.

B 根管拡大のゴール設定→関連項目：p.75「根管充填の時期」参照

1）切削操作で抵抗を感じたサイズから 2～3 サイズ拡大

2）切削片が白色

3）マイクロスコープ観察で根管内汚染物，根管壁の汚染が確認できない

4）臨床症状の改善・消失，細菌検査の陰性結果など

留意点

・根管拡大による機械的清掃と根管洗浄による化学的清掃，根管消毒（根管貼薬）のバランスをはかる.

・過剰な拡大は歯根破折と根管穿孔のリスクを高くする.

C 手用根管切削器具

ISO（国際標準化機構）によって規格化されたステンレススチール製のKファイル，Hファイル，リーマーが一般的に使用されている.

1）Kファイル

穿通力（中）切削力（中）　　　　　リーミング・ファイリング操作

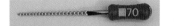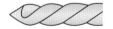

2）Hファイル

穿通力（小）切削力（大）　　　　　ファイリング操作

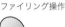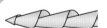

3）リーマー

穿通力（大）切削力（小）　　　　　リーミング操作

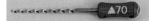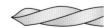

根管処置

4) ファイルの国際規格　　よくでる

・D_1（先端の太さ）は号数×1/100 mm

・刃部の長さは 16 mm，器具の長さは 21 mm，25 mm，28 mm，31 mm

・先端の角度は 75±15 度

・テーパーは一定で 2%

・太さ（号数）がわかるよう把持部が色分けされている

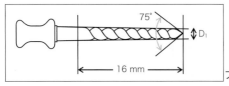

ファイルの国際規格

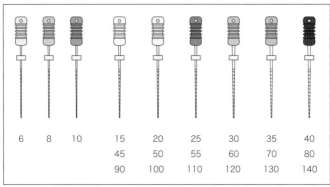

6	8	10	15	20	25	30	35	40
			45	50	55	60	70	80
			90	100	110	120	130	140

器具サイズの規格とカラーコード

5) 手用切削器具使用時の注意点　　よくでる

・使用前・使用中に変形がないか確認する（根管内器具破折防止）.

・根管内が湿潤状態で使用する（根管洗浄薬）.

・根管洗浄で削片の洗い流しにつとめる.

・彎曲根管，レッジの修正には**プレカーブ**を付与する.

・過度な力で操作しない.

・器具が進みにくい場合は細い号数に戻る（**再帰ファイリング**）.

　➡レッジ，ジップ，削片による目詰まり防止

根管処置

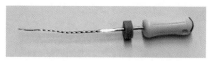

ファイルの伸び

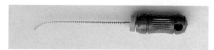

プレカーブの付与

6) 手用切削器具の操作方法

①ファイリング：小刻みな上下運動で掻き上げる

　Ｈファイルの使用が効率的

②リーミング：正方向に 90〜180° 回転させて引き抜く方法

　リーマーに適した操作法

③ターンアンドプル：1/4 正回転させてから引き上げる

　Ｋファイルに適した操作法　彎曲根管への応用△

④ウォッチワインディング：小刻みな正逆回転を繰り返す

　Ｋファイルに適した操作法　彎曲根管への応用○

⑤バランスドフォース：60〜90° 正回転➡軽い圧をかけ 120〜180° の逆回

　転操作　　Ｋファイルに適した操作法　彎曲根管への応用○

根管処置

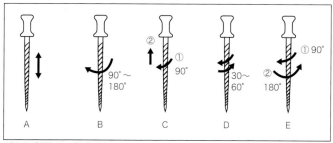

手用切削器具の操作方法
A：ファイリング，B：リーミング，C：ターンアンドプル，
D：ウォッチワインディング，E：バランスドフォース．

D **根管形成方法**

1) 規格形成法（標準的根管形成法）

(1) 術式

①根管上部のフレアー形成

　根管が細い場合，回転切削器具（ピーソーリーマーなど）を使用する前に手用ファイルで誘導路を形成しておく．

②作業長の決定

③細いサイズから太いサイズのファイルに変えて根管を拡大・形成

　拡大・形成のポイント

・各サイズのファイルは生理学的根尖孔（作業長）まで挿入

・彎曲根管では拡大サイズが制限される．

　➡彎曲の強い根管には不向き

・適宜，根管洗浄，再帰ファイリングを実施（目詰まり防止）

・**アピカルシート（アピカルストップ）を形成**

　➡**ガッタパーチャポイントの溢出防止**

・**アピカルカラーを形成**

　根尖から約3mmまではフレアー形成（テーパー付与）しない．

　＝ファイリング操作を繰り返さず，ファイルの形状そのままに形成

　➡規格化された**ガッタパーチャポイントが保持**される．

　➡マスターポイント試適で**タグバック**の感覚が得られる．

タグバック：アピカルカラーが形成されているとマスターポイントと根管壁が密着する．このため，ポイントを試適して引き抜く際に抵抗感を感じる．この抵抗感をタグバックという．

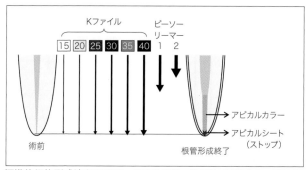

標準的規格形成法（興地隆史，歯内治療学　第5版，2018より一部改変）

2）ステップバック形成法

　彎曲根管の直線化を防ぐための方法．

（1）術式

①根管上部のフレアー形成

②作業長の決定

③生理学的根尖孔（作業長）までの拡大

　抵抗感を感じるサイズ（太さ）までは根尖（作業長）まで拡大する．抵抗なく作業長まで挿入できるファイルで1番サイズの大きいものがマスターアピカルファイル（MAF）となる．

④根管途中までの拡大

　根管に挿入して抵抗を感じるサイズになったら，無理して根尖まで挿入せず，途中までの拡大にとどめる．

⑤再帰ファイリング

　ファイルの挿入を途中で止めたことによってできた段差部分をファイリング操作で削除し，スムーズな根管形態とする．通常はMAFを使用する．

・サイズを太くし④⑤を繰り返す．

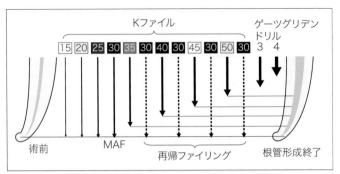

ステップバック形成法（興地隆史，歯内治療学　第5版，2018）

3) クラウンダウン形成法

・Ni-Ti ロータリーファイル使用時の標準的形成法

・彎曲根管に有効

（1）術式

①根管上部のフレアー形成（テーパーの大きいファイル：8％）

②作業長の決定

③誘導路（グライドパス）の形成（#10 あるいは #15K ファイル）

④根管の形成

　太いファイルは根管途中まで，細いファイルに変更して生理学的根尖孔（作業長）まで形成を進める．

⑤必要に応じて生理学的根尖孔まで，より太いサイズのファイルで拡大

（2）クラウンダウン法の利点

①器具破折のリスクの軽減

②彎曲根管に有効

③根尖孔からの根管内容物の押し出し予防

④洗浄液の到達性向上

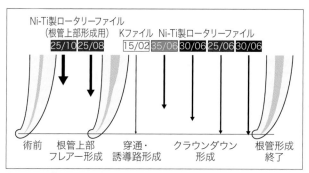

Ni-Ti製ロータリーファイル
（根管上部形成用）　Kファイル　Ni-Ti製ロータリーファイル
25/10 25/08　　15/02 35/06 30/06 25/06 30/06

術前　　根管上部　　穿通・　　クラウンダウン　　根管形成
　　　　フレアー形成　誘導路形成　　形成　　　　　終了

クラウンダウン形成法（興地隆史, 歯内治療学　第5版, 2018）

4）彎曲根管の拡大・形成

（1）不適切な根管形成によって起こるトラブル

①レッジ

　根管からリーマー・ファイルが逸れてステップが形成されてしまうこと．

　根管のステップ，**レッジの修正にはプレカーブを付与した手用切削器具を用いる**．Ni-Ti ロータリーファイルでは修正できない．

②ジップ

　根尖付近でリーマー・ファイルの先端がまっすぐになろうとする力で根管の直線化が起こり広がった領域．

　ジッピングによって根尖孔が大きく広がることがある．ジップの底はギザギザな形状になる．ジップ上部の根管幅が小さい部分はエルボーとよばれる．

③穿孔

　根尖孔とは別部位に孔を生じること．

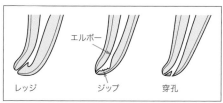

不適切な根管形成

レッジ　　ジップ　　穿孔

エルボー

根管処置

(2) 彎曲根管拡大時の注意点と対策 よくでる

・強圧をかけて器具を操作しない.

・リーミング操作を避ける.

・削片をこまめに取り除く（根管洗浄）.

・根管上部のフレアー形成を適切に行う.

・プレカーブを付与した手用切削器具を応用する.

・ステップバック法, クラウンダウン法を応用する.

・Ni-Ti ロータリーファイルを応用する.

CHECK!

・根管のステップ, レッジの修正にはプレカーブを付与した手用切削器具を用いる.
・Ni-Ti ロータリーファイルでは修正できない.

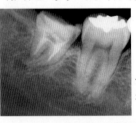

下顎右側第二大臼歯の近心根管に形成されたステップ（レッジ）例
（第 109 回歯科医師国家試験問題）

E Ni-Ti ロータリーファイルを用いた根管形成

1) Ni-Ti ロータリーファイルの種類

・さまざまな形状の Ni-Ti ロータリーファイルが市販されている. 商品ごとに推奨されている根管形成方法があり, 説明書を参照する必要がある.

・材質として加熱処理したものと加熱処理していないものに大別できる.

・**加熱処理**によって物性（柔軟性, 破折抵抗性）を向上させたものでは**プレカーブを付与することができる（超弾性の性質はないが, 柔軟性**

が向上して根管追従性が高い）．現在は加熱処理したファイルが主流となっている．

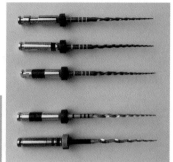

根管口フレアー形成用ファイル

上3本：加熱処理した Ni-Ti ロータリーファイル
下2本：加熱処理していない Ni-Ti ロータリーファイル

2) Ni-Ti ロータリーファイルの特徴 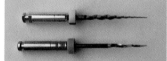 よくでる

根管処置

・加熱処理されていないファイルは超弾性を有し，応力の解放により元の形状に復元する．

・柔軟で彎曲根管への追従性が優れている．

・刃部の伸びが生じにくい．

　➡ 金属疲労による破折の前兆を確認しづらい．

・ファイル自体の切削効率は高くないが，低速回転のエンドモーターを用いるため，手用ファイルより治療効率が高い．

・破断トルクが小さい．➡ 折れやすい

・手用ファイルに比べ，**テーパーが大きい**（4〜8%）形状をもつ．

3) Ni-Ti ロータリーファイル破折防止のための使用法

・トルクリミット付専用回転切削装置の使用

・低速回転（250〜500 rpm）での使用

・正逆反復運動（reciprocation）で使用し，ねじれ破折を防止する種類のファイルもある．

・根尖方向に圧をかけない

・グライドパス（誘導路）の形成

・ファイルの使用回数を制限

・クラウンダウン法の応用

Ⅷ．根管の化学的清掃（根管洗浄）

1）目的・意義

・細菌，抗原物質の除去あるいは不活化

　➡特に側枝，イスムスなど切削器具が到達しにくい部位

・スミヤー層の除去

・切削片の除去

2）根管清掃（洗浄）薬　🎯よくでる

（1）次亜塩素酸ナトリウム溶液（NaOCl）

・有機質溶解作用をもつ（消毒殺菌，漂白作用）

・濃度 3〜10％

・化学的安定性に欠ける（遮光瓶で保存）

・組織刺激性・傷害性をもつ

　➡ラバーダムを使用，根尖孔からの漏出に注意

・金属腐食性をもつ

（2）EDTA

・無機質溶解作用（脱灰作用，キレート作用）

　➡スミヤー層の除去に有効

　➡過度な使用は歯質を脆弱化➡彎曲根管でのレッジ形成のリスク

・濃度 3〜17％

・ゲル・ペーストタイプは根管形成時の潤滑剤として応用

（3）過酸化水素水（H_2O_2）

・次亜塩素酸ナトリウムとの交互洗浄

根管処置

➡発泡による物理的洗浄効果

・濃度 3% 前後

3) 根管洗浄の方法

(1) シリンジを用いた根管洗浄

・洗浄液を根尖部まで到達させ，かつ根尖孔外や口腔内に漏出させない
ための工夫が必要である.

　➡過度な注入力を避ける. ニードルの先端は根尖から最低 2〜3 mm 離す.

・次亜塩素酸ナトリウムと EDTA（過酸化水素水）で交互洗浄
（次亜塩素酸ナトリウムが単独で使用される場合も多い）

NaOCl ➡ EDTA（H$_2$O$_2$）➡ NaOCl

EDTA を NaOCl で不活化して洗浄を終了. EDTA 残存による根管の
脱灰を防ぐ.

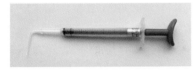

根管洗浄用シリンジ

(2) 超音波振動装置を用いた洗浄

・洗浄液（次亜塩素酸ナトリウム）で
根管を満たす.

・超音波チップを根管に挿入して薬液
を振動させる.

・キャビテーション効果とアコース
ティックストリーミング（マイクロ
ストローミング）で洗浄力が向上

　➡特に根管細部（イスムスなど）へ
の効果が期待できる.

・根管壁にチップを当てないで使用

　➡受動的超音波洗浄法とよばれる.

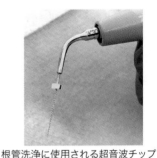

根管洗浄に使用される超音波チップ
（第 112 回歯科医師国家試験）
超音波で気泡が発生し（キャビテー
ション），気泡の振動と気泡から出
る衝撃波が洗浄効果を生み出す.
振動する気泡の周囲には小さな渦
状の対流（マイクロストリーミン
グ）が起こり，洗浄効果を高める.

Ⅸ. 根管の消毒（根管貼薬）

1）根管消毒の意義・目的

・根管内の殺菌と消毒

2）根管消毒薬（貼薬剤）の種類

（1）水酸化カルシウム製剤 よくでる

（例：カルシペックス，ビタペックス）

・強アルカリ性（pH 12.4）による殺菌作用がある

（ただし細菌に接触しなければ効果を示さない）

・グラム陰性菌のリポ多糖（LPS）を加水分解する

・有機質溶解作用がある

・硬組織形成誘導能を有する➡アペキシフィケーションに応用

・歯根吸収抑制作用➡再植，移植の際に用いられる．

・除去が困難である➡超音波振動装置による洗浄が効果的

・消毒効果は穏やかだが効果の持続時間は長い．

（2）ホルムアルデヒド製剤（例：FC）

・タンパク質固定作用➡殺菌作用，組織為害作用

・発がん性の報告もあり欧米では使用されていない．

（3）フェノール製剤（例：フェノール・カンフル，CC）

・抜髄後の鎮痛作用を期待

・殺菌作用は弱い

（4）ヨード製剤（例：ビタペックス）

・ヨウ素による殺菌作用

CHECK!

根管清掃（洗浄）と根管消毒薬（貼薬剤）の区別
根管清掃薬：次亜塩素酸ナトリウム，EDTA，過酸化水素水
根管消毒薬：水酸化カルシウム製剤，ホルムアルデヒド製剤，ヨード製剤

根管処置

Ｘ．仮封

1）仮封の意義・目的

・唾液，細菌，食片などによる根管の汚染防止

・根管消毒薬の密封・漏洩防止

・歯質の破折防止

・咬合高径の維持，歯の病的移動の防止（長期仮封を必要とする場合）

・外来刺激からの歯髄保護（歯髄保存療法の場合）

・審美性の確保

2）仮封材の種類

（1）水硬性仮封材

・唾液中の水分と反応し硬化する．

・封鎖性良好

・除去の簡便性は比較的良好（通常は超音波振動装置を使用して除去）

・機械的強度はグラスアイオノマーセメントに劣る．

・IPC 法など長期仮封が必要な場合には適さない．

・硬化まで時間がかかる．

（2）酸化亜鉛ユージノールセメント

・封鎖性良好

・除去の簡便性良好（熱した器具で軟化させて除去）

・コンポジットレジンの重合を阻害する．

・機械的強度はグラスアイオノマーセメントに劣る．

・刺激性あり

（3）テンポラリーストッピング

・ガッタパーチャが主成分

・封鎖性不良 ➡ 単独では使用せず，二重仮封の下層に使用

・除去の簡便性良好（熱で軟化）

・機械的強度は他の仮封材に劣る．

根管処置

(4) グラスアイオノマーセメント，コンポジットレジン

・歯質接着性を有し封鎖性に優れる

・機械的強度が高い（長期仮封に応用）

・除去が困難（ダイヤモンドポイント，エアタービンで除去）

・審美性に優れる

(5) サンダラックバーニッシュ

・天然樹脂サンダラックをアルコールで溶解したもの

・綿球を浸して開放性仮封に応用

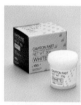 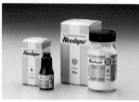 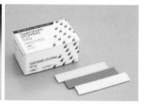

水硬性セメント　酸化亜鉛ユージノールセメント　　ストッピング

3）仮封法

(1) 一重仮封

・1種類の仮封材を用いる方法

(2) 二重仮封

・2種類の仮封材を用いる方法

・下層には除去の容易なテンポラリーストッピングを充塞し，外層には封鎖性の高い仮封材（酸化亜鉛ユージノールセメント，水硬性セメントなど）を用いる．

(3) 開放性仮封

・根管からの排膿処置が必要な場合に実施

・根管が汚染されるため，排膿が止まらない場合に限って応用

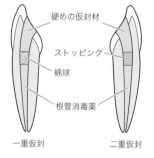

硬めの仮封材

ストッピング

綿球

根管消毒薬

一重仮封　　二重仮封

①サンダラック綿球を用いる方法

② Weiser の仮封：スムースブローチを根管内に挿入したまま仮封し，仮封材の硬化後に引き抜き，排膿路を確保する．

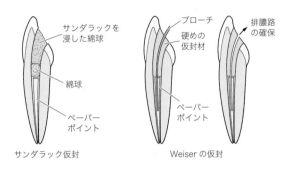

サンダラックを浸した綿球

綿球

ペーパーポイント

サンダラック仮封

ブローチ

硬めの仮封材

ペーパーポイント

排膿路の確保

Weiser の仮封

XI. 再根管治療

A 適応

・根管処置歯が根尖性歯周炎の臨床症状を呈する場合

・補綴装置（コア）の再製が予定されているが根管充塡が不十分な場合

B 根管再感染の原因

・感染源（細菌）の残存（取り残し）

・コロナルリーケージ

・アピカルリーケージ

・穿孔部からの漏洩

C 治療ステップ

①充塡物，修復物，補綴装置除去

②支台築造体（メタルコア，ポスト）の除去

　ポストと歯質の境を必要最小限切削した後，超音波振動装置，合釘抜去器，合釘抜去鉗子などを使用

③根管充塡材（ガッタパーチャ）の除去

　　根管上部：ラルゴリーマー，ゲーツグリデンドリル，ガッタパーチャ除去専用の回転切削器具，超音波チップ（超音波振動装置）などで除去

　　根尖孔付近：手用ファイルで除去

　　ガッタパーチャ溶解液を併用：d-リモネン，ユーカリオイルなど

④通常の根管処置を実施

D 治療時の留意点

・ポスト除去の可否，レッジ修正の可否などから再根管治療の適応を判断する．

　➡不可の場合は外科処置を計画

・過度な歯質切削を避け，穿孔，治療後の歯根破折リスクを軽減する．

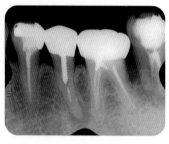

再根管治療の必要な例
下顎左側第二小臼歯は根管充塡がアンダーで根尖付近に死腔がある．根尖部には歯槽骨吸収像を認める．冠，ポスト，根管充塡材を除去して根尖付近の根管にアプローチするが，以前の治療でレッジが形成されている可能性があるので注意が必要．

Chapter 8

根管充塡

Check Point
・根管充塡の時期を理解する.
・根管充塡材の種類と所要性質を理解する.
・根管充塡の術式を理解する.
・根管充塡後の治癒機転を理解する.

I. 根管充塡の目的

A 歯周組織の保護と治癒の促進

根尖孔から歯周組織への感染経路と起炎物質流出経路を遮断する.

B 死腔の封鎖

細菌の温床,起炎物質が貯留するスペースをなくす.

C 根管再感染の防止

緊密に根管を充塡することで細菌の侵入を防ぐ.

II. 根管充塡の時期

A 根管内の感染源・起炎物質(感染歯髄組織:抜髄の場合)の除去

根管充塡に際しては根管を生体に対して無害化しておく必要がある.

根管を無害化すると臨床症状は改善する．このため，**臨床症状の改善を根管充塡時期の判断基準とする**ことが多い．

判断基準

・リーマー，ファイルに汚染物質の付着がない．

・マイクロスコープ観察で汚染物質，ガッタパーチャの取り残しを確認できない．

・貼薬ペーパーポイントに着色や腐敗臭がない．

・痛みがない．

・根管からの排膿，滲出液や出血がない．

・歯肉の発赤や腫脹，圧痛がない．

・瘻孔が閉鎖している．

・根管内の細菌検査が陰性である．

 コラム：根管内細菌検査

根管内の細菌検査は培養法，あるいは PCR（polymerase chain reaction）法に代表される分子生物学的手法によって行う．培養検査には種々の方法があるが，臨床現場では市販キットを使用した**簡易培養検査**が一般的に応用されている．

簡易培養検査の方法

ラバーダム ➡ 患歯の消毒（ヨードチンキ） ➡ 仮封・貼薬剤の除去 ➡ 生理食塩水で根管内を湿潤 ➡ 滅菌ペーパーポイントを根管に挿入（1 分間） ➡ 液体培地が入ったアンプルへ投入 ➡ 37℃ 48 時間培養 ➡ 判定（濁度）

簡易培養検査は好気培養のため，偏性嫌気性菌の検出は困難である．検査の陰性結果は根管充塡のための必要条件であるが，十分条件ではない．

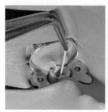
滅菌ペーパーポイントを根管に挿入

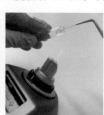
取り出したペーパーポイントを液体培地へ投入

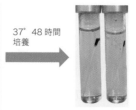
37° 48 時間培養

濁度で判定
左）陰性　右）陽性

根管充塡

B 適切な根管形態の付与

生理学的根尖孔までの緊密な根管充填が可能となるように，形態付与と拡大形成が行われている必要がある．

判断基準

・ガッタパーチャポイントが作業長まで挿入できる．根尖孔から溢出しない．

　⇒ポイントトライアルエックス線画像で確認

・規格形成法では便宜形態（フレアー形成），
抵抗形態（アピカルシート），保持形態（ア
ピカルカラー）が付与されている．

①アピカルシートの確認

　拡大号数から1，2号細いファイルを挿入
してもファイルが根尖孔部で止まる．

②アピカルカラーの確認

　ポイント試適時のタグバック感覚

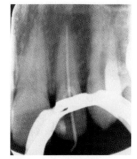

ポイントトライアル

・充填時に死腔となりやすい狭窄部が存在
しない．

　⇒イスムスやフィンなどをマイクロスコープで確認

Ⅲ．理想的な根管充填材の性質

・組織親和性である．

・化学的，物理的に安定である．

・非吸収性で組織液に溶解しない．

・根管壁に密着し接着性がある．

・操作性が良好である．

・エックス線不透過性である．

・根管から除去できる（再治療を可能にする）．

・無菌的であるか滅菌が容易である.

・歯質を変質，変色しない.

・制腐性を有し細菌の増殖を抑制する.

・骨性瘢痕治癒促進作用がある.

Ⅳ．根管充塡材の種類

A 半固形充塡材（ガッタパーチャポイント）

　圧接により変形＝可塑性を有する材料.

（1）根管充塡用ガッタパーチャ材の組成

成分	含有率	役割・性質
ガッタパーチャ	19〜22 %	基材
酸化亜鉛	55〜79 %	フィラー
重金属塩（硫酸バリウム）	1〜17 %	造影剤
ワックス，レジン	1〜4 %	可塑材 軟化温度や硬さの調整

外力によって変形する性質（可塑性）があり，加圧充塡法に適している.
加熱によって軟化する（熱可塑性）性質も有する.

（2）根管充塡材としてのガッタパーチャーポイントの長所と短所

長所	短所
・組織親和性がある	・細いものは脆弱感があり操作性が劣る
・物理的・化学的に安定である	・根管の形態によっては適合しにくい
・緻密である	➡彎曲の強い根管
・非吸収性である	**・歯質接着性がない**
・操作性が良好である	・劣化によって硬さと脆さが増す
・圧接が可能である	・殺菌性などの薬理作用がない
・エックス線不透過性である	・加熱による滅菌が行えない
・根管からの除去が可能である	
・歯質を変質，変色しない	

（3）ガッタパーチャポイントの種類

①マスターポイント

・根管の太さ（拡大号数）に合わせて選択する.

・テーパー 2％で 15 番から 140 番までのサイズがある.

・ISO 規格のファイルと形状が同じ.

②アクセサリーポイント

・マスターポイントと根管の空隙を埋めるために使用する.

・スプレッダーでの加圧後にできたスペースに挿入する.

③大テーパーポイント

・Ni-Ti ロータリーファイルと同サイズのテーパーの大きいもの.

④インジェクション法用のガッタパーチャ

・ニードル部にガッタパーチャを組み込んであるもの，ブロック状のものがある.

・加熱・軟化してガンタイプの注入・充塡装置を使用して根管充塡に用いる.

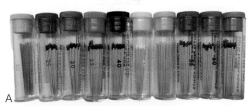
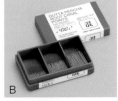
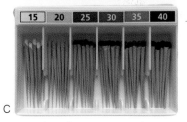
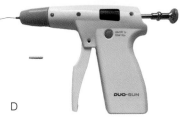

A：マスターポイント，B：アクセサリーポイント，C：大テーパーポイント，
D：ガンタイプの注入・充塡装置とガッタパーチャ

根管充塡

B 固形充填材

可塑性がなく，加圧充填に適していない．臨床応用される頻度は低い．
例：銀ポイント，プラスチックポイント

C 根管シーラー

ガッタパーチャポイント間，ポイントと根管壁間の封鎖を確実にする
ために使用する．側枝が封鎖できる場合もある．

1）酸化亜鉛ユージノール系シーラー

・硬化収縮が小さく根管充填に適している．
・通常の酸化亜鉛ユージノールセメントに比べ，酸化亜鉛の粒子が小さ
　い➡薄く伸び，細部にいきわたりやすい．
・通常の酸化亜鉛ユージノールセメントに比べ，硬化時間が長い➡根管
　充填時の作業時間が確保できる．

基本的な酸化亜鉛ユージノール系シーラーの組成
（グロスマンシーラー）

	成分	割合	役割
粉末	酸化亜鉛	42%	
	ロジン	27%	滑らかさ付与
	次炭酸ビスマス	15%	造影剤
	硫酸バリウム	15%	造影剤
	ホウ酸ナトリウム	1%	
液剤	ユージノール	100%	組織刺激性あり

2）酸化亜鉛非ユージノール系シーラー

ユージノールの代わりに脂肪酸誘導体を用い組織刺激性を低減したも
の．

3）水酸化カルシウム系シーラー

4）ガッタパーチャ系シーラー

5）レジン系シーラー

6）その他，ハイドロキシアパタイト，MTA，あるいはバイオアクティ

ブガラスを配合したシーラーがあり，生体親和性と抗菌性の向上がはかられている．

D 糊剤

ヨードホルム・水酸化カルシウム系製剤が主に乳歯の糊剤根管充塡材として使用される．

V．根管充塡の術式

A 単一ポイント法（シングルポイント法）

最終拡大に使用したリーマー，ファイルと同じサイズの<u>マスターポイント</u>のみを使用し，シーラーを併用して根管充塡を行う方法．Ni-Ti ロータリーファイルと同形状のガッタパーチャポイント（大テーパーポイント）を用いた方法を**マッチドコーン法**という．

以下の問題点があり，推奨できない方法とされていたが，MTA などの配合により性状を改良したシーラーを併用することで，良好な臨床成績が得られるという報告もある．

・圧を加えないため，充塡時に死腔が生じやすい．

・シーラー層が厚いため，シーラーの溶出が起こりやすい．

・根管壁にガッタパーチャが密着していないため，ポスト形成時に充塡剤の安定性が維持できない．

B 側方加圧充塡法 よくでる

1）術式

①マスターポイントの試適

作業長までの挿入とタグバックを確認．

②根管へのシーラー塗布

ファイルにシーラーを付けて根管壁へ塗布．レンツロを使用する場合

もある.

③マスターポイントの挿入

マスターポイントにシーラーを塗布し，根管内に挿入する．シーラーが根管細部に行き渡るように上下運動させながら挿入する．

④スプレッダーによる圧接

根管壁とマスターポイントの間にスプレッダーを挿入し，歯軸（根尖）方向に進めてマスターポイントを圧接する．

⑤アクセサリーポイントの挿入

スプレッダーによる圧接で生じた空隙に挿入．

⑥スプレッダーによる圧接とアクセサリーポイント挿入の繰り返し

⑦余剰なガッタパーチャの切断除去

熱したプラガーを用い，根管口部でガッタパーチャを焼き切る．切断部は熱していないプラガーで圧接する．

2) 留意点

・テーパーを有するスプレッダーを垂直方向に押し込むことで，ガッタパーチャに側方圧を加えることができる．

・1回目のスプレッダーの挿入は作業長の1mm手前が理想．

・マスターポイントに対して常に同じ側にスプレッダーを挿入する．

・アクセサリーポイントはスプレッダーよりやや細いものを用いる．

・フレアー形成（便宜形態）によって根管に適切なテーパーを付与することでスプレッダーによる圧接が容易となる．

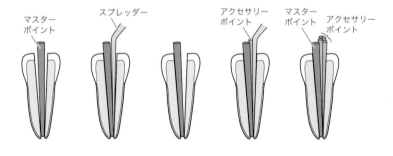

マスターポイント　スプレッダー　アクセサリーポイント　マスターポイント　アクセサリーポイント

3）側方加圧充塡法が困難なケース

・樋状根管や極端な彎曲根管，**歯根に生じた内部吸収歯**.

C 垂直加圧充塡法

加熱・軟化したガッタパーチャポイントを根尖（垂直）方向に圧接する方法.

1）Schilder の垂直加圧充塡法

加熱したプラガーで根管内に挿入しておいたガッタパーチャを軟化して圧接する方法．根管口から根尖側へ向かってガッタパーチャを順次軟化（除去）し，最終的に根尖付近のガッタパーチャを軟化し，圧接する.
＝ダウンパッキングでアピカルプラグ（根尖部の密な充塡）をつくる.
ガッタパーチャが除去された歯冠側部は軟化したガッタパーチャで再充塡する．**＝バックパッキング（バックフィル）**

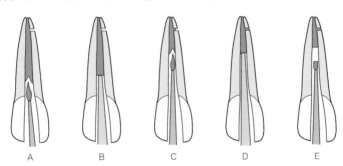

Schilder による垂直加圧根管充塡法
A〜D．ダウンパッキング．ガッタパーチャポイントを軟化，除去し（A，C），プラガーによる圧接（B，D）を繰り返す．これによって根尖部の緊密な充塡が可能になる.
E：バックパッキング.

2) Continuous wave compaction technique（CWCT）

加熱装置のついたヒートプラガーで Schilder 法と同様に根管内に挿入したガッタパーチャを軟化圧接する.

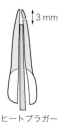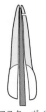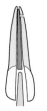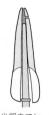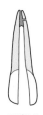

ヒートプラガー試適 / マスターポイント試適 / 根管口部でのマスターポイントの切断 / 根尖部までヒートプラガーを挿入することでガッタパーチャが軟化・圧接される. / アピカルプラグの完成

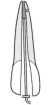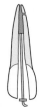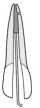

加熱ガッタパーチャ注入器を用いて，軟化ガッタパーチャを根管内に少量ずつ充塡し加圧することを繰り返す（インジェクション法によるバックフィル） / 充塡完了

根管充塡

D インジェクション法

加熱により軟化したガッタパーチャ材を根管に注入する方法.
・垂直加圧充塡法に応用可能：注入後にプラガーで圧接
・バックパッキングに応用可能

E ロールポイント法

根管が太く，適合するガッタパーチャポイントがないとき，加熱により軟化した数本のガッタパーチャーポイントを2枚のガラス練板の間に

はさみ，寄り合わせて太いガッタパーチャーポイントを自製する方法．

F 固形体による根管充塡（銀ポイント）

単一ポイント法により充塡する．

VI. 根管充塡後の治癒経過（根尖部創傷の治癒機転）

1）骨性瘢痕治癒
（1）抜髄後の根尖歯周組織の治癒機転

血餅の形成➡漿液性炎➡肉芽組織の形成➡線維性結合組織➡線維性結合組織の吸収と新生セメント質の添加（セメント質で根尖部が封鎖）

（2）感染根管処置後の治癒機転

根尖歯周組織（病変）の治癒，組織再生➡根尖周囲の歯根膜再生とセメント質添加

2）線維性瘢痕治癒

骨性瘢痕治癒が理想的な治癒形態であるが，ガッタパーチャが溢出した際などは線維性結合組織による瘢痕化が起こる．症状がなければ臨床的な治癒とみなす．

Chapter 9

外科的歯内治療

I．切開法

A 目的

排膿路の確保➡急性症状（疼痛）の緩和

B 適応

急性化膿性根尖性歯周炎の骨膜下期あるいは**粘膜下期**（**波動**を触知できる場合）

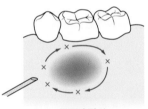

周囲麻酔法

外科的歯内治療

C 術式

①局所麻酔（**周囲麻酔法**）
②切開（神経や血管の開口部と走行に注意）
③搔爬と洗浄
④病変が大きい場合は**ドレーン**を挿入

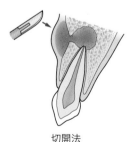

切開法

II. 穿孔法

A 目的

排膿路の確保

B 適応

急性化膿性根尖性歯周炎の**骨内期**で根管経由の排膿路確保が困難な場合（侵襲が大きいため行うことはまれ）

C 術式

①浸潤麻酔
②粘膜骨膜弁形成
③歯槽骨の穿孔（根尖膿瘍部まで）
④縫合とドレーン挿入

穿孔法

III. 根尖掻爬法

A 目的

根尖部炎症組織（感染巣），あるいは異物の除去

B 適応

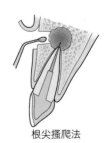

・**根管内に感染源が存在しない**ことが前提．
・根尖歯周組織に囊胞壁・肉芽組織が存在し，治癒が見込めない，あるいは遅れている場合．
・根尖孔からガッタパーチャ等が溢出した場合．
注）**根管内に問題がないことを確定づけることは困難**➡ほとんどのケースでは歯根尖切除と逆根管充塡を行う．

根尖掻爬法

外科的
歯内治療

C **術式**→Ⅳ「歯根尖切除法と逆根管充填法」参照

歯根尖の切除を行わず，根尖部周囲の炎症巣と根面の搔爬を行う．

Ⅳ. 歯根尖切除法と逆根管充填法 よくでる

A 目的

・根管と歯根面の感染源ならびに起炎物質を歯根尖ごと除去する．
・根尖部歯周組織の炎症性肉芽組織を除去する．
・逆根管充填によって根管と歯周組織の交通を遮断する．

B 適応

1）根管治療が困難な場合

・除去困難なポストが装着されている場合
・補綴装置除去に患者の同意が得られない場合
・除去困難な根管内異物が存在する場合
・歯根彎曲，根管狭窄が著しい場合
・根尖付近に封鎖困難な穿孔が存在する場合
・根尖孔が大きく破壊されている場合

2）根管治療が奏功しなかった場合

・歯根囊胞
・根管の分岐や側枝の感染源残存
・根尖部に限局した歯根吸収，破折
・根尖部歯根外表面の汚染（バイオフィルム）
・根管充填材の過剰溢出

C 禁忌・非適応症

・術後の歯冠歯根比が不良となる場合（重度の歯周炎など）
・根尖部への器具到達が困難な場合

外科的
歯内治療

・オトガイ孔の近くで神経・血管損傷のリスクが高い場合

・全身疾患等で観血的処置に制約がある場合

D 術式（マイクロスコープを用いた術式）

①浸潤麻酔

②切開と粘膜骨膜弁（全層弁）の形成：十分な術野を確保し骨欠損部を避けて切開する.

③骨削除による術野の確保（骨の開窓が小さい場合）.

④囊胞摘出あるいは炎症組織（肉芽組織）の掻爬

⑤歯根尖の切除：3 mm の位置で切除（側枝，分岐の発現頻度が高いため）病変内の根尖部をすべて切除する場合もある.

※歯軸に対して垂直あるいは**歯軸垂直軸に対して 10° 以内**の角度で切除することが望ましい.

※歯根背面の掻爬が不十分な場合は歯根切除後に掻爬する.

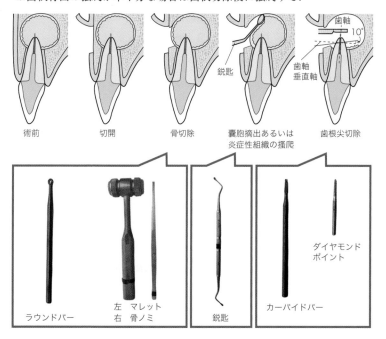

術前　切開　骨切除　囊胞摘出あるいは炎症性組織の掻爬　歯根尖切除

鋭匙　歯軸　歯軸垂直軸

ラウンドバー　左　マレット　右　骨ノミ　鋭匙　カーバイドバー　ダイヤモンドポイント

外科的歯内治療

⑥切断面の確認

➡マイクロスコープとマイクロミラー

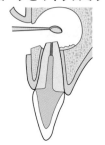

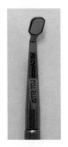

マイクロミラー

・切断面の形状（根管形態）
・歯根破折の有無
・歯根背面の肉芽組織の取り残し
等をマイクロミラーで確認する

⑦逆根管充填窩洞の形成

➡マイクロスコープ観察下で

レトロチップを装着した超音波振動装置を使用して形成

➡根管充填材を除去しながら**約3 mm**の深さに形成

⑧逆根管充填

使用材料

・MTA セメント

・強化型酸化亜鉛ユージノールセメント（EBA セメント）

・接着性レジン

・グラスアイオノマーセメント

⑨縫合

外科的
歯内治療

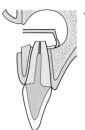

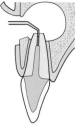

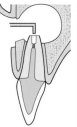

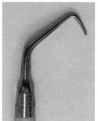

残った病変の除去 　レトロチップで
逆根管充塡窩洞
形成　　逆根管充塡

逆根管充塡窩洞形成
用レトロチップ

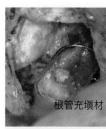

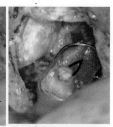

根管充塡材

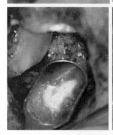

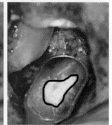

歯根尖切除後の根尖部
根管充塡材と形成不十分で死
腔となっているフィン部（右上
黒線部）が確認できる．この死
腔が根尖性歯周炎の原因と考
えられるため，逆根管充塡窩洞
形成時にフィン部も含め形成
し，充塡を行う．

外科的
歯内治療

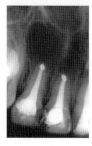

逆根管充塡後のエックス線画像の特徴
（第106回歯科医師国家試験）
歯根が術前より短くなり，根尖部に逆
根管充塡材の不透過像が確認できる．

V. 歯根切除法（ルートアンプテーション）

歯冠は保存した状況で歯根のみを切断し抜去する方法.

適応　複根歯で一部の歯根が保存困難な場合

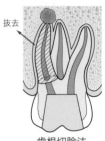

・齲蝕の進行

・封鎖困難な穿孔

・歯根破折

・重度の歯周炎

・予後不良な根尖性歯周炎で歯根尖切除が困難
な場合

歯根切除法

VI. 分割抜歯（ヘミセクション・トライセクション）

歯を根分岐部で分割し，**歯冠部分を含めて**歯根を抜去する方法.

ヘミセクション：2根歯の1根を抜去（**下顎大臼歯**）

トライセクション：3根歯の1根を歯冠とともに除去（**上顎大臼歯**）

適応

・基本的には歯根切除法と同じだが，歯冠が崩壊している場合はヘミセ
クション・トライセクションが適応となる.

・歯冠の保存が可能な場合であっても，残存歯根と周囲歯周組織への咬
合負担を考え，ヘミセクション・トライセクションが選択される場合
が多い．術後，隣在歯と連結（ブリッジ）することで咬合負担の緩和
をはかる.

留意点　清掃性の高い補綴装置形態を付与す
る必要がある.

※歯根切除，ヘミセクション・トライセクショ
ン共通に術後の歯根破折と齲蝕に注意が必要と
なる.

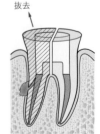

ヘミセクション

VII. 歯根分離法（ルートセパレーション）

髄床底で歯を分割し歯根は保存する．下顎大臼歯を2つの歯に分割する方法．Bicuspidizationともよばれる．

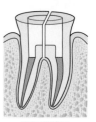

適応

・下顎大臼歯の根分岐部（髄床底）の齲蝕，閉鎖不可能な穿孔
・下顎大臼歯の根分岐部病変

歯根分離法

歯根切除，分割抜歯，歯根分離法の禁忌・非適応症

・歯根の離開が小さく，歯根間距離が著しく小さい（下図 **A**）
・ルートトランク（矢印）が長く，歯根が短い（下図 **B**）
・樋状根管（下図 **C**），あるいは歯根が癒合している

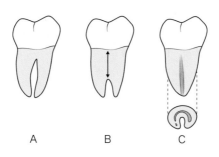

A　　　B　　　C

VIII. 歯の再植

A 脱臼歯の再植

完全脱臼した歯を歯槽窩に戻して保存をはかる方法

1）適応

・歯根膜の損傷・汚染が軽度であること
・脱落直後で歯根膜の乾燥が防止できていること

・脱落部の損傷（骨折）が軽度であること

2）術式

①脱落歯の洗浄と保存（生食）

②浸潤麻酔

③ソケット部の洗浄，骨折の確認と整復

④再植（必要に応じて縫合）

⑤整復位置の確認（咬合状態の確認，エックス線撮影，患者による確認）

⑥暫間固定（1週間前後で除去）

⑦抗菌薬の投与

⑧感染根管治療（根完成歯）7〜10日後に開始

3）脱落歯の取り扱い

・歯根膜の保存をはかることを最優先する．

・歯根に極力触らない．

・可及的早期に再植する＝すぐに歯科受診する．

・歯根の乾燥を防ぐ＝生体の浸透圧に近い保存液に浸漬する．

　➡生理食塩水，牛乳，Hanks液等

・保存液がない場合は唾液中，口腔前庭で保存する．

4）留意点

・根未完成歯では再植後も歯髄の生活反応が維持できる場合がある．

　➡まずは歯髄の保存をはかる．

　➡再植後に歯髄壊死の徴候があれば，アペキソゲネーシス（部分壊死の場合），あるいはアペキシフィケーションを検討する．

・歯根が乾燥し，歯根膜の壊死が確定的な場合

　➡再植は行わず，他の治療法を検討する．

　➡再植する場合は壊死歯根膜を除去して再植する．

　➡再植前に根管治療，逆根管充填を行ってもよい．

外科的
歯内治療

B 意図的再植術

　歯を抜去し，炎症の原因を口腔外操作によって排除した後，歯槽窩に戻す（再植）治療法.

1）適応

・歯根尖切除の適応だが，器具の到達が困難な場合

・歯根尖切除では十分な歯根長が維持できない場合

・オトガイ孔の近くで神経・血管損傷のリスクが高い場合

2）術式

①浸潤麻酔と抜歯（鉗子抜歯が基本）

　　ヘーベルによる歯根膜損傷を避ける.

②原因の確認と処置

　　歯根尖切除と逆根管充填，側枝の封鎖，穿孔部封鎖など

③再植（必要に応じて縫合）

④固定

・ワイヤー，レジン，固定源がない場合は縫合糸で固定する.

・歯槽骨と歯根が密着したままとならないように**強固な固定は行わない**.

　　➡歯根膜損傷の防止（アンキローシスの防止）

3）留意点

・歯根膜を乾燥，損傷させない.

　　➡生理食塩水への浸漬，生理食塩水に浸したガーゼでの歯冠部把持と可及的迅速な処置

・歯根外部吸収のリスクがある.

・抜歯時の歯根破折のリスクがある.

　　➡歯根尖切除が可能であれば優先的に選択する.

・抜歯後，歯槽窩にも歯根膜が付着しているため，病変搔爬の際には損傷させないように注意を払う.

外科的
歯内治療

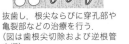

術前

抜歯し，根尖ならびに穿孔部や
亀裂部などの治療を行う．
（図は歯根尖切除および逆根管
充塡）

すみやかに再植する

術後

意図的再植術

IX. 歯の移植

　抜歯部位あるいは歯の欠損部位に，他部位の歯を抜去し移植する治療
法．機能していない第三大臼歯を移植歯として使用することが多い．

1）適応

・欠損部（歯槽堤の高・幅径）に適合する審美・機能的な価値が低い移
　植可能な歯（歯根面が感染していない歯）が存在する場合．

2）術式

①移植歯（歯根形態・歯根長・幅径）と受容側（歯槽堤・歯周炎・付着
　歯肉幅）の精査

②受容側の抜歯と病変部の搔爬：同日に移植する場合は抜歯窩の歯根膜
　を可及的に保存する．

③移植歯の抜去

④移植床の形成　（ラウンドバー，トレフィンバー）

⑤移植と縫合

外科的
歯内治療

⑥固定

⑦固定の除去と根管治療（術後3〜4週間後）（根完成歯）

・定着の状態によっては1〜3か月の固定が必要

・根未完成歯の場合は根管治療を行わず歯髄の生活反応維持をはかる.

　➡歯根の成長が期待できる．特に根尖孔が2 mm以上の場合は歯髄が生活反応を維持できる可能性が高い.

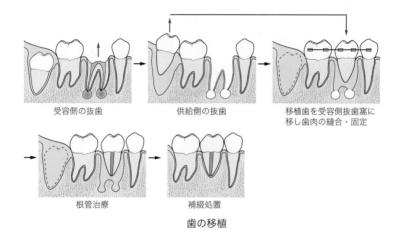

| 受容側の抜歯 | 供給側の抜歯 | 移植歯を受容側抜歯窩に移し歯肉の縫合・固定 |

| 根管治療 | 補綴処置 |

歯の移植

3) 留意点

・移植歯の歯根膜保存をはかる➡アンキローシス・外部吸収の防止

・歯槽骨と移植歯の歯根が密着しないように移植床を形成➡アンキローシスの防止

・歯頸部は受容側歯肉と密着させる➡上皮付着による感染防止

・根管治療時の水酸化カルシウム貼薬➡外部吸収の抑制

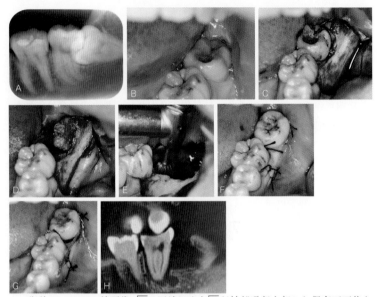

A:術前のエックス線画像.￣8の圧迫により￣7が外部吸収を起こし保存不可能なため,￣7を抜歯し￣8を移植する. B:術前の口腔内写真. C:粘膜骨膜弁形成. D:受容側の歯の抜歯後. E:移植床形成. F:移植と縫合. G:固定. H:移植直後のCT画像.

外科的歯内治療

Chapter 10
根未完成歯の歯内治療

> **Check Point**
>
> ・アペキソゲネーシスの適応と術式を理解する.
> ・アペキシフィケーションの適応と術式を理解する.

I. アペキソゲネーシス

A 定義と目的

有髄の根未完成歯（幼若永久歯）において根部歯髄の保存をはかり，**歯根形成を促す**ことを目的とした治療法.

B 適応

根未完成歯の一部性歯髄炎，直接覆髄が困難な露髄

・歯冠破折に伴う露髄で，感染を伴う（破折後経過時間が長い），あるいは露髄径が大きい（2mm径以上）場合. **中心結節**の破折が原因となる場合がある.

・初期の慢性潰瘍性歯髄炎，慢性増殖性歯髄炎

・歯髄保存療法に失敗した急性単純性（漿液性）歯髄炎

※根未完成歯は歯髄の生活力が旺盛である. このため，実際の臨床では全部性歯髄炎が疑われる場合にもアペキソゲネーシスを試みる場合がある.

C 術式

生活歯髄切断法に準ずる. → p.35 参照

※炎症の波及が根管内歯髄に及んでいる場合は根管口よりも根尖側で歯
　髄組織を切断する場合がある.

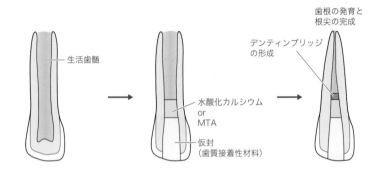

生活歯髄

水酸化カルシウム
or
MTA

仮封
（歯質接着性材料）

歯根の発育と
根尖の完成

デンティンブリッジ
の形成

D 治癒機転

歯根部の歯髄は生活反応を維持し，歯髄切断面（MTA あるいは水酸
化カルシウム貼薬下）には**デンティンブリッジ**が形成される．ヘルト
ヴィッヒ上皮鞘が歯髄組織，歯乳頭由来細胞に働きかけて**歯根の形成**が
進むと考えられている.

Ⅱ. アペキシフィケーション

A 定義と目的

無髄の根未完成歯（幼若永久歯）において，根管内感染源除去（**感染
根管治療**）の後，水酸化カルシウム（あるいは MTA）を根尖部の歯周
組織に作用させ，骨様，あるいはセメント質様の**硬組織で根尖部の封鎖**
をはかる治療法.

根末完成歯

B 適応

・歯髄が失活した根未完成歯

※歯髄壊死，歯髄壊疽，根尖性歯周炎を伴うものを含む.

C 術式

1) 感染根管処置 → p.49 参照

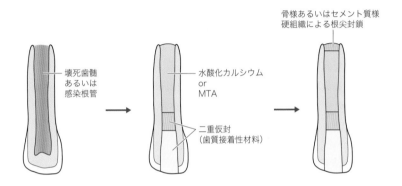

骨様あるいはセメント質様
硬組織による根尖封鎖

壊死歯髄
あるいは
感染根管

水酸化カルシウム
or
MTA

二重仮封
（歯質接着性材料）

留意点

・根尖孔が大きく開いているため，電気抵抗値測定をベースとした**電気
的根管長測定が不可** ➡ エックス線の応用

・歯周組織の損傷（オーバーインスツルメンテーション）に注意する.

・リーマー・ファイルによる根管拡大（機械的清掃）を行うが，根管壁
が薄い場合は過度に切削（ファイリング）しない.

・根管壁が薄い場合は次亜塩素酸ナトリウムによる化学的清掃を主体と
する場合がある. 根尖孔からの溢出に注意する.

2) 水酸化カルシウムの貼薬

・**解剖学的根尖孔手前**まで水酸化カルシウムを注入

3) 経過観察と根尖部硬組織形成の確認

・3～6か月ごとに，エックス線検査，マイクロスコープ，あるいは根管

根未完成歯

内にリーマー・ファイルなどを挿入して硬組織形成の有無を確認する.
硬組織形成が認められない場合は再度,水酸化カルシウムを貼薬する.

4) 根管充填

・硬組織による根尖部の封鎖が確認できたら**根管充填を実施**する.

D 治癒機転

硬組織形成誘導能をもつ水酸化カルシウムが歯根膜(セメント質)や歯槽骨組織に作用して,骨様あるいはセメント質様の硬組織が根尖部に形成される.硬組織は多孔性であるため,根尖部が封鎖された後も根管内容物が歯周組織に漏洩するリスクがある.このため,根管充填を行う必要がある.根尖部に歯髄組織(歯乳頭由来細胞)が残存している場合は歯根の発育がある程度認められることがある.

CHECK! MTAセメントの応用

解剖学的根尖乳部をMTAセメントで封鎖する方法も応用されている.再貼薬の必要がないことが利点となる.

根未完成歯

CHECK! Regenerative Endodontic Procedures（歯髄再生療法）

根管内脈管（血管）再生療法（pulp revascularization）が臨床応用されている.

適応

アペキシフィケーションと同じ．特に歯根長が短い場合，あるいは根管壁が菲薄であり，象牙質添加が望まれる場合．根管ポストコアが必要な場合は適応外となる.

概要

感染根管治療後に根管内を血餅，あるいは PRP（多血小板血漿）で満たす．血餅内に根尖付近に残存する歯髄細胞（歯乳頭由来細胞）あるいは間葉系幹細胞が遊走してくることで，歯髄様組織の再生とその後の歯根成長，ならびに根管壁径の増大をはかる治療法.

治癒機転

アペキシフィケーションに比べ，歯根長と根管壁幅径が増加することが報告されている．また，失活していた歯が歯髄電気診に反応する例が報告されている．一方で，現在応用されている術式では歯周組織が根管内に入り込むことを防ぐことができず，根管内にセメント質様，あるいは骨様硬組織が形成される例が報告されている．本術式によって正常な歯髄組織の再生は期待できない.

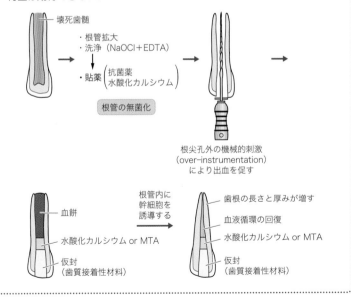

根未完成歯

Chapter 11

歯内治療における安全対策

Check Point

・歯内治療における偶発症の種類と原因を理解する.
・各偶発症発生時の対応と処置法を理解する.
・偶発症の予防策を理解する.

I. 穿孔

A 穿孔の種類

歯肉穿孔——**歯槽外穿孔（歯槽骨縁上の穿孔）**

髄床底穿孔
根管壁穿孔——**歯根膜穿孔（歯槽骨縁下の穿孔＝歯槽内穿孔）**

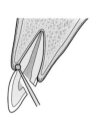 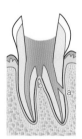

歯槽外穿孔　　　　　根管壁穿孔(a)と髄床底穿孔(b)

・ストリップパーフォレーション

根管壁穿孔でスリット状のもの. 彎曲した扁平な根, 特に根面に陥凹が存在し, 根管壁が薄い場合に起こりやすい（下顎切歯, 上顎小臼歯,

上顎大臼歯の近心頬側根，下顎大臼歯近心根，樋状根）.

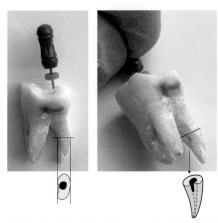

根管壁の薄い箇所の拡大・形成によりスリット状の穿孔が
起こる

B 歯肉穿孔（歯槽骨縁上の穿孔）

1）原因

主に髄室開拡時，根管口探索時に起こる.

・歯軸方向の確認不足

・解剖学的形態の把握不足

・不用意な歯質の過剰切削

2）対応と処置

止血後，コンポジットレジンなどを用い
て封鎖

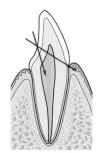

⟶ 正しい方向への切削
⟶ 歯軸と異なった方向への切削

3）予防

・画像検査による歯と歯髄腔形態の把握

・**歯軸方向の確認**：ラバーダム防湿下での髄室開拡では歯軸方向が確認
しづらいため注意する.

C **根管壁穿孔**

1）原因

主に根管拡大・形成時に起こる.

・根管の彎曲

・無理な器具操作, 過剰な切削

・内部吸収, 外部吸収

2）対応と処置

（1）穿孔部の診査

以下の方法で位置と大きさを確認し, 封鎖可能か判断する.

・**マイクロスコープ**

・**歯科用コーンビーム CT（CBCT）**

・**エックス線画像**：ファイル, マスターポイント, あるいは造影作用のある根管貼薬剤を併用して撮影

・**電気的根管長測定器**：穿孔部にリーマー・ファイルが接触すると根尖孔に到達した, あるいは突き抜けた際と同じ反応を示す.

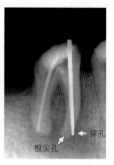

エックス線画像による穿孔の診査（第112回歯科医師国家試験）
穿孔が疑われる下顎右側第一大臼歯の近心根管にマスターポイントを挿入して撮影されたもの. 彎曲した近心根の根尖付近で根管からマスターポイントが逸れて歯周組織に到達している.

（2）穿孔部の処置

①根中央付近での穿孔

・接着性レジン, MTA セメント, EBA セメントで封鎖*

・根管充塡時（ガッタパーチャポイント＋シーラー）に根尖孔とともに

封鎖．加圧操作で穿孔部にガッタパーチャが圧接される．

*穿孔部の封鎖によって根管へのアクセスが困難となる場合は根管処置を先行する．

②根尖に近い位置での穿孔

・穿孔部を根尖孔に見立て，ガッタパーチャ充填➡根管上部のガッタパーチャを除去し根尖孔までのアクセス経路確保➡根尖孔封鎖を意図した根管充填

・穿孔部と根尖孔を同時に MTA 等で封鎖

③根管内部からの封鎖が困難な場合

穿孔が封鎖困難な位置・大きさの場合や，視野確保あるいは器具到達が困難な場合は以下の処置が考えられる．

・**歯根尖切除と逆根管充填**：根尖付近での穿孔に適応

・**抜歯，歯根分割抜歯術（ヘミセクション，トライセクション），歯根切除術（ルートアンプテーション）**：歯根尖切除では適切な歯冠歯根比が維持できない場合に適応

・**根管外部から封鎖**：唇側・頬側の穿孔で歯槽骨の開窓がある場合に適応

・**意図的再植**：抜歯時の歯根破折，歯根膜損傷と，その後の骨性癒着・外部吸収のリスクを伴うため，他に手段がない場合に適応

3）予防

・彎曲根管への適切な対応

根管口のフレアー形成，ステップバック形成法，Ni-Ti ロータリーファイルの応用（クラウンダウン法の応用），手用ファイルへのプレカーブの付与，過度なリーミング操作を避けるなど．

・歯根と根管形態の把握

CBCT などを活用して根管形態の把握に努め，根管壁が薄い部分では切削を最小限にとどめる．

安全対策

D 髄床底穿孔

1）原因

髄室開拡や根管口探索時の不適切な切削

2）対応と処置

・接着性レジンや MTA セメントによる封鎖

・封鎖困難な場合は外科処置

歯根分離法（セパレーション），歯根分割抜歯術（ヘミセクション，トライセクション）

3）予防

・歯髄腔形態の十分な画像診査

特に高齢者などで歯髄腔が狭窄し，天蓋と髄床底との距離が小さい場合に注意が必要.

Ⅱ．治療用器具の根管内破折

1）原因

・器具（リーマー・ファイル）の金属疲労，変形（ねじれ，伸び），Ni-Ti ロータリーファイルの繰り返し使用

・不適切な器具操作

2）対応と処置

・**超音波振動装置**による破折器具（ファイル）の除去

①根管上部の拡大：視野確保，超音波チップ操作スペース確保

②破折ファイル周囲の切削

③破折ファイル側面に振動を与え除去

＊ファイルが動き出した時点で，根管内を生理食塩水で満たし，超音波チップを挿入して，キャビテーション効果と液の対流を利用して除去する方法もある.

安全対策

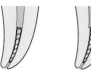   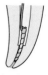

根管上部の拡大 　超音波振動装置で破折ファイル 　　　　根管内に生理食塩水を
　　　　　　　　　周囲を切削する 　　　　　　　　　満たし破折ファイル
　　　　　　　　　　　　　　　　　　　　　　　　　に振動を加え除去する

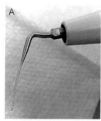 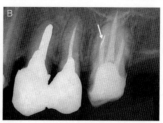

A：超音波チップ．破折ファイル周囲の切削と破折ファイル側面に振動を与える目的で使用する．B：破折ファイルのエックス線画像．根管充塡材に比し，エックス線不透過性が高いのが特徴である．
（第112回歯科医師国家試験）

- **バイパス形成**：破折ファイルの側面を切削して根尖側根管の治療を行う方法．バイパスが形成できれば破折ファイルは除去できることが多い．
- **マセランキットによる破折器具の除去**：内筒と外筒の隙間で破折ファイルを掴み，除去する器具．使用される頻度は低い．
- 根管プライヤー：根管口付近での破折ファイル除去に使用
- 外科的除去：根尖孔外に破折ファイルが存在する場合に適応
- 経過観察：根管内の破折ファイル自体に為害性はない．感染を伴っていない（臨床症状がない）場合は，除去の必要性をまずは判断する．

3) 予防

- 器具の点検
- 器具の使用法を守り乱暴な使用をしない．

例）**H ファイルでのリーミング操作は行わない**．

安全対策

・**Ni-Ti ロータリーファイルの破折防止**：使用回数制限，トルクリミット付きエンドモーターの使用，誘導路（グライドパス）の形成，EDTA ペースト（潤滑剤）の使用，クラウンダウン法の応用

Ⅲ．治療用器具の誤飲と気管内吸引（誤嚥）

1）原因

器具の口腔内・咽頭部への落下

> **CHECK!** 誤飲と誤嚥
>
> 誤飲➡飲み込んだものが消化管に入ること
> 誤嚥（気管内吸引）➡飲み込んだものが気道に入ること

2）対応と処置

・落下時は水平位のまま，顔を横に向かせ除去を試みる．
・口腔内に見当たらない場合はエックス線撮影によって誤飲か気管内吸引かを診断する．
・**誤飲の場合は排泄されるまで経過観察**する．排泄しない場合は内視鏡を使用して除去する．
・気管内吸引の場合は内視鏡を使用して除去する．

> **CHECK!**
>
> エックス線画像から誤飲・誤嚥（気管内吸引）を判断させる問題が出題されることがある．気管・気管支の位置を把握しておくことが必要である．

3）予防

・ラバーダム防湿の実施
・ファイルへのチェーンホルダー装着，フロスの結紮

・クランプ試適時のフロス結紮

Ⅳ. 皮下気腫

　皮下組織に空気が送り込まれて起こる腫脹. 歯内治療では根尖孔, あるいは穿孔部などが空気の進入路となる.

1) 症状

・無痛性の腫脹 (空気が入るときは痛みがある)
・触診で**捻髪音**を認める.

2) 原因

・根管乾燥時のエアシリンジの使用
・根尖孔外への発泡性薬剤の溢出

3) 対応と処置

・CT による気腫範囲の確認
・**経過観察**:1週間程度で消失することが多い
・**抗菌薬の投与**:感染のリスクがある場合
・**温罨法**:治癒を促進する. 外科処置時に起こった気腫など, 周囲に炎症を伴う場合は不可.

4) 予防

・**エアシリンジによる根管乾燥を行わない (禁忌).**
・強圧で根管洗浄を行わない.

Ⅴ. 根管処置後の急性症状の発現 よくでる

　治療後に根尖歯周組織に急性炎症が起こること (**フレアアップ**).

1) 原因

　根尖歯周組織を刺激する細菌学的, 物理的 (機械的), そして化学的因子
・**オーバーインスツルメンテーション**

安全対策

・根管内容物（細菌，汚染物質）の押し出し
・過剰な根管充塡（根尖孔からの根管充塡材の溢出）
・咬合性外傷：治療時では過高な仮封が原因となる
・根管洗浄液の根尖孔外溢出
・根管消毒薬の根尖孔外溢出

2）対応と処置

急性化膿性根尖性歯周炎の処置に準ずる．

・抗菌薬の投与
・排膿路の確保
・咬合調整，仮封の調整

3）予防

・原因因子（上記）の排除

Ⅵ. 根管充塡材の溢出

1）原因

・作業長設定の誤り
・アピカルシート（アピカルストップ）の不備
・生理学的根尖孔の破壊

2）対応と処置

・シーラー硬化前であれば，ガッタパーチャポイントの除去を試みる．
・すぐに除去できなかった場合は経過観察
・臨床症状が持続する場合は，再根管治療，あるいは外科的に溢出材を除去する．
・臨床症状が持続し，根尖孔が大きく破壊されている場合は歯根尖切除と逆根管充塡を計画する場合もある．

安全対策

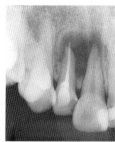

根管充塡材（ガッタパーチャポイント）の溢出
ガッタパーチャポイントは生体親和性が高い材料であるが，溢出した場合は肉芽組織の形成や線維性結合組織による被包化が起こり，理想的な骨性瘢痕治癒は期待できない．
また，加圧によるガッタパーチャの圧接が不十分となる場合があり，根尖付近に死腔を残すことがある．
一方で，根管の封鎖に問題がなければ，一過性の臨床症状が出るのみで，除去の必要がない場合も多い．

3）予防

・**正確な作業長設定とポイント試適**の実施

・ポイントの挿入はゆっくり行う（シーラーの溢出防止）

・**アピカルストップの確実な付与**

Ⅶ. 使用器材・薬剤による機械的・化学的な組織の損傷

1）偶発症の種類

・タービンなどの切削器具，ファイルなど鋭利な器具による切傷・裂傷

・加熱した器具（プラガー）による火傷

・根管洗浄液，消毒薬の根尖孔外への溢出による根尖部歯周組織，下歯槽管あるいは上顎洞内の損傷

・根管洗浄液，消毒薬の飛散による粘膜・眼球・皮膚損傷

2）対応と処置

・切傷・裂傷の場合は必要に応じて縫合する．

・水酸化カルシウムの溢出で臨床症状がある場合は外科的に除去する．

・神経麻痺が起こった場合は薬物療法や神経ブロックなどを行う．

・根管洗浄液や消毒薬が皮膚・粘膜へ付着したときはすぐに水洗する．

※口腔外の裂傷，火傷，薬剤による化学的損傷などに対しては必要に応じて眼科・皮膚科など専門医へ紹介する．

安全対策

3) 予防

・ラバーダム防湿（粘膜損傷防止）

・患者のゴーグル着用（眼の保護）

・タオルによる顔面保護（顔面皮膚の保護）

・適切な器具の使用

　レストを置く，強圧をかけての根管洗浄やシリンジタイプの根管貼薬剤注入を避ける，バキュームの適切な使用など

・緊密な仮封（根管貼薬剤の漏洩防止）

Ⅷ. その他の偶発症

A 歯性上顎洞炎

　フレアアップや水酸化カルシウム製剤の上顎洞内への押し出しなど，治療に起因する場合は偶発症に含まれる．

・根尖性歯周炎が原因の場合は感染根管治療・抗菌薬投与

・異物迷入が原因の場合は内視鏡手術・上顎洞根治手術を検討

B 全身状態の悪化

1) 原因

・神経性ショック（血管迷走神経反射）

・過換気症候群

・局所麻酔薬によるアレルギー・中毒反応

2) 予防と対応

・既往歴を含めた患者背景の把握

・バイタルサインのモニター，全身管理下での処置

・鎮静下での処置

・緊急時の適切な対応と専門医への紹介

安全対策

Chapter 12
マイクロスコープ（歯科用実体顕微鏡）

Ⅰ. マイクロスコープの機能と特徴

A 拡大 (magnification)

・拡大倍率 = **3〜20 倍**

・一般的には根尖部に近づくに従い高倍率での観察が必要になる.

・高倍率では**焦点深度**が浅くなる.

焦点深度が浅い＝ピントの合う範囲が小さい＝ピントを合わせづらい

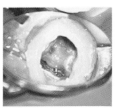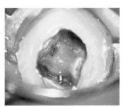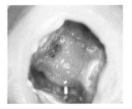

髄床底穿孔
左から 3.4 倍, 8.5 倍, 13.6 倍の観察像.

B 照明 (illumination)

根管内深部の構造を明視するには相当量の光量が必要なため, 落射照

明が備わっている．最近では高輝度 LED 照明が採用されている．

C 記録 (documentation)

　拡大した状態を記録できるため，患者に動画や静止画を見せて説明ができる．また，教育にも有効である．

Ⅱ．適応症 ◎よくでる

A 歯髄の処置

　感染象牙質や歯髄を確認しやすく，歯髄損傷を最小限に抑えることができる．

・深部齲蝕処置
・直接覆髄
・生活断髄

B 髄室開拡

・高齢者などで歯髄腔が狭窄している場合＝象牙質添加が著しい場合
・石灰化物・象牙質粒などが存在する場合

ⓒ 根管解剖の観察

1）MB2（上顎大臼歯近心頰側根の第二根管）🎯 よくでる

　象牙質の隆起や石灰化物で根管口の発見が難しい場合が多く，根管口探索と隆起や石灰化物除去の際にマイクロスコープが必要となる．

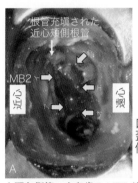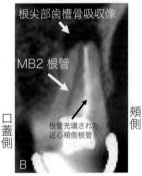

上顎左側第一大臼歯の MB2（第 115 回歯科医師国家試験）
MB2 は近心頰側根の口蓋側に位置する．マイクロスコープ像（**A**）では**イ**に根管口が位置する．髄室壁からの象牙質の膨隆で根管口の確認が難しい．**B** は近心頰側根の CBCT 歯列直交断（＝冠状断）像で，根管充塡された近心頰側根の口蓋側に未処置の MB2 根管が確認できる．

2）狭窄根管の探索と処置

・高齢者や齲蝕等の刺激により狭窄した根管の場合

3）根管形態の把握と処置

　複雑な根管形態の把握と拡大・形成処置にはマイクロスコープが有効となる．CBCT を併用すると効果的である．

・イスムス

・フィン

・樋状根管

　→ p.2「根管の形態と数」参照

マイクロスコープ

D 亀裂・破折線の確認

根管口部より根尖側では特にマイクロスコープの必要性が高い.

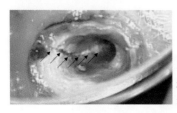

マイクロスコープによる歯根破折の確認
根管深部へ続く破折線が確認できる（連続矢印）

E 偶発症への適応→ p.104 参照

1）根管内破折器具の除去

　根管内破折器具には，バイパスの形成や専用器具（マセランキット）を用いる方法が応用されてきた. マイクロスコープの登場によって，従来の方法では除去困難であった根尖部付近の破折器具を目視しながら除去できるようになった.

2）穿孔部確認と封鎖処置

　マイクロスコープの使用によって診断と治療の精度を上げることができる.

F 歯根尖切除術と逆根管充塡法→ p.88 参照

・病変掻爬後と歯根尖切除後の根尖部微細構造の観察＝亀裂・破折の有無，根管断面形態の確認
・逆根管充塡用窩洞形成と形成後の窩洞内の観察・確認
・歯根背面の肉芽組織掻爬（マイクロミラー使用）
・逆根管充塡と，充塡状態の確認

マイクロスコープ

Ⅲ. 併用する器具

①マイクロファイル：マイクロスコープ使用時に視野を邪魔することなく，根管口の探索と拡大ができる．

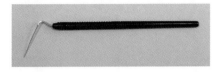

②超音波チップ
・髄室内象牙質，石灰化物の除去
・イスムス部の拡大
・破折ファイル除去
③レトロチップ：逆根管充填のための窩洞形成

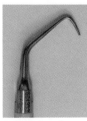 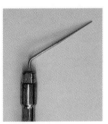

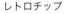
レトロチップ　　　超音波チップ

④表面反射（フロントサーフェイス）ミラー：二重像の防止
⑤マイクロミラー：歯根尖切除時に開窓部に挿入して使用できる小さなミラー

一般的なミラー　フロントサーフェイス（表面反射）ミラー　マイクロミラー

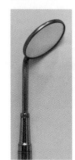
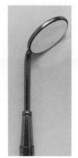
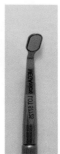

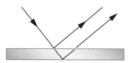

一般的なミラー
鏡の表面と底で反射し，映した物体が二重に見える

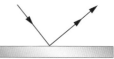

表面反射ミラー
二重像が防止できる

マイクロスコープ

Chapter 13

歯内-歯周疾患

　歯内-歯周疾患は病態によってクラスⅠ（歯内疾患由来型）病変，クラスⅡ（歯周疾患由来型）病変，そしてクラスⅢ（複合型）病変に分類される．**歯髄の生死**，**歯周ポケット検査**および**エックス線検査**が鑑別に重要となる.

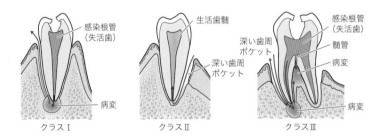

クラスⅠ　　　　　クラスⅡ　　　　　クラスⅢ

Ⅰ. 歯内-歯周疾患の分類と診断 🌱よくでる

A クラスⅠ病変（歯内疾患由来型病変）

・慢性化膿性根尖性歯周炎で**瘻孔**が歯周ポケット内に開口したもの.

・瘻孔部分で**限局した（幅が狭い）深い歯周ポケット**が測定される.

・自覚症状に乏しい.

歯内-歯周疾患

- **感染根管治療**によって根尖性歯周炎が治癒すれば瘻孔は消失＝歯周ポケットは改善する．基本的に歯周治療は必要ない．← 処置方針
- エックス線所見では **U字型** の骨吸収形態をとることが多い．下顎大臼歯では分岐部に炎症が波及し，透過像を認める場合がある．
- 1点に限局した歯周ポケットが形成されるため，歯根破折との鑑別が必要である．

B クラスⅡ病変（歯周疾患由来型病変）

- 歯周炎によって歯内疾患を発症したもの．基本的には上行性歯髄炎を意味する．歯髄が失活し，細菌が根管に定着した後はクラスⅢ病変（複合型病変）へ移行する．
- **歯周ポケットは幅をもち，複数箇所に存在**することが多い．
- 急性化膿性歯髄炎と類似した臨床症状を示すが，慢性歯髄炎となり，無症状のまま歯髄が失活する場合もある．
- **抜髄処置後に歯周治療**を実施する．歯周炎の状態によっては抜歯となる場合がある．← 処置方針
- エックス線所見では **V字型** の骨吸収像をとることがが多い．

C クラスⅢ病変（複合型病変）

- 歯周炎と根尖性歯周炎が存在し，組織破壊が交通したもの．
- **歯周ポケットは幅をもち，複数箇所に存在**することが多い．
- 歯周炎と根尖性歯周炎両方の臨床症状を示す．
- 感染根管治療を行った後，歯周治療を実施（ポケット底部＝根尖部に感染と炎症が存在する状態では歯周治療が奏功しないため）．
  組織破壊が重度な場合は抜歯となることもある．← 処置方針
- エックス線所見では **U字型** の骨吸収形態をとることが多い．

歯内・歯周疾患

歯内-歯周疾患の各分類の特徴

	クラスⅠ病変 （歯内疾患由来型）	クラスⅡ病変 （歯周疾患由来型）	クラスⅢ病変 （複合型）
歯髄の生死	失活歯	生活歯	失活歯
歯周ポケット	限局性（1点のみ）	幅をもった歯周ポケットが複数箇所に形成される場合が多い	
エックス線画像での 骨吸収形態	U字型	V字型	U字型

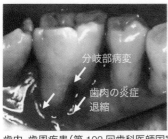
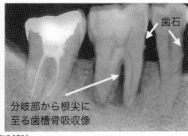

歯内-歯周疾患（第102回歯科医師国家試験）

疼痛があり，上行性歯髄炎（クラスⅡ病変）が疑われる症例．診断に有用なのは歯髄電気診と歯周ポケット検査になる．歯周炎の存在を示す所見が画像中に確認できる．この症例では歯髄電気診に生活反応を示し，歯周ポケットが複数個所で形成されていると推測できる．

この症例と異なり，疼痛があり，歯髄電気診に反応せず，歯周ポケット（歯周炎）がない場合は，急性化膿性根尖性歯周炎が疑われる．

Chapter 14

外傷歯の診断と処置

Check Point

・外傷歯の分類と病態を理解する.
・外傷歯の処置を理解する.

Ⅰ. 歯の破折

種類	症状・所見	治療
エナメル質の亀裂	なし	**経過観察** 接着性レジンによるシーリング
エナメル質の破折	エナメル質に限局した実質欠損	コンポジットレジン修復
象牙質を含む破折 エナメル質 - 象牙質破折(露髄なし)	・歯髄に近接した破折では,**ピンク色**に歯髄が透けて見える場合がある. (第103回歯科医師国家試験) ・誘発痛(**冷水痛**など)を認める場合がある.	<u>歯髄に近接</u> ➡**間接覆髄後に修復** <u>歯髄まで距離があり無症状</u> ➡**コンポジットレジン修復**

| 象牙質を含む破折
エナメル質−象牙質破折(露髄あり)
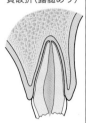 | ・露髄部の刺激痛
(冷水痛, 接触時痛)
感染が起これば化膿性歯髄炎の症状が出る.

<2 mm の露髄:直接覆髄の適応

(第 115 回歯科医師国家試験)

2 mm<の露髄:抜髄, 生活断髄の適応
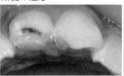
(第 115 回歯科医師国家試験) | ①感染なし(経過時間が短い)
かつ, 露髄径 2 mm 未満
➡ **直接覆髄**

②感染あり(経過時間が長い)
あるいは, 露髄径 2 mm 以上
➡根完成歯 ➡ **抜髄**[*]
➡根未完成歯 ➡ **生活断髄**

③歯冠修復のためにポスト形成が必要(欠損が大きい場合)
➡ **抜髄して補綴処置**

[*]根完成歯においても歯髄保存の重要性から生活断髄を行うことが近年推奨されている. |
| 歯冠−歯根破折
歯肉縁下, セメント質に到達する破折(露髄なし)
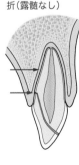 | ・誘発痛(冷水痛など)を認める場合がある.

・破折片が歯周組織に付着した状態では, 破折片の動揺, 動揺に伴う歯周組織の疼痛 | 歯槽骨縁レベルの破折(青矢印)
=十分な歯根長が残る場合
➡ **コンポジットレジン修復**
 補綴処置(クラウン)

・歯髄に近接した破折では **覆髄**
・歯肉整形, 歯槽骨整形, あるいは挺出(矯正)処置を併用
・歯冠部欠損が大きくポスト形成が必要➡ **抜髄**後に補綴処置

破折ラインが根尖側に深く到達(赤矢印)している場合=十分な歯根長が残らない場合➡ **抜歯** |

歯冠-歯根破折 歯肉縁下, セメント質に到達する破折(露髄あり)	・露髄部の刺激痛（冷水痛，接触時痛） ・破折片が歯周組織に付着した状態では，破折片の動揺，動揺に伴う歯周組織と歯髄の疼痛 ・感染が起これば化膿性歯髄炎の症状が出る.	<u>十分な歯根長が残る場合</u> 破折片の除去 ↓ 歯髄処置（必要に応じて隔壁形成） 　・**直接覆髄** 　（感染のない 2 mm 径未満の露髄かつポスト形成が不要な場合） 　・直接覆髄が不可 　➡根完成歯 ➡主に**抜髄** 　➡根未完成歯➡**生活断髄** ↓ 破折ラインを歯肉縁上に出す処置 　・歯肉整形，歯槽骨整形 　・挺出（矯正）処置 ↓ 歯冠修復 　・コンポジットレジン修復 　・補綴処置 <u>破折片除去後に十分な歯根長が残らない場合➡抜歯</u>
水平性歯根破折	・動揺 ・挺出 ・打診痛 ・受傷直後に一時的な歯髄生活反応の消失，あるいは歯冠部の変色が起こる場合がある. <u>歯髄の失活，感染が起こった場合</u> 　破折線，あるいは根尖部破折片周囲で根尖性歯周炎に類似の症状を呈する. <u>歯髄の生活反応が維持された場合</u> 　歯髄腔の石灰化，破折線部への硬組織形成がみられる場合がある.	<u>歯頸部付近での破折</u> 歯冠部の除去 ↓ 抜髄 ↓ 補綴処置 <u>根中央から根尖側での破折</u> 整復・固定（動揺，転位がある場合） ↓ 経過観察（根が破折していても歯髄は断裂していない場合がある＝生活反応が維持される場合がある） ↓　　　　↓ 生活反応維持　生活反応消失 ↓　　　　↓ 経過観察継続　破折線までの感染根管治療 　　　　　　↓ 　　　　　予後不良な場合は，歯根尖切除（根尖部破折片の除去）と逆根管充塡
垂直性歯根破折	限局性の歯周ポケット形成	抜歯

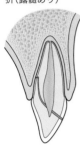
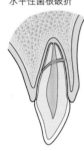

II. 歯の転位

種類	症状・所見	治療
振盪	・歯根膜の断裂はないか小さく，**歯の動揺・転位はない**． ・咬合時痛，打診痛あり ・一過性に歯髄電気診への反応が消失する，あるいは閾値が上昇する場合あり	**経過観察** ＝歯髄生活反応のモニタリング
亜脱臼(弛緩)	・**動揺あり** ・**転位なし** ・咬合時痛，打診痛あり ・受傷直後には歯髄電気診に反応しないことが多い．	・**経過観察** ・咬合時痛，接触時痛が強い場合は固定 ・歯髄の生活反応が戻らない場合は感染根管治療
挺出	・歯冠方向への転位 ・動揺あり ・受傷直後には歯髄電気診に反応しないことが多い．	・整復・固定して経過観察 ・歯髄の生活反応が戻らない場合は感染根管治療
側方脱臼	・歯軸方向以外への転位 ・歯槽骨骨折に注意 ・受傷直後には歯髄電気診に反応しないことが多い．	・整復・固定して経過観察 ・歯髄の生活反応が戻らない場合は感染根管治療
陥入	・根尖方向への転位 ・動揺なし ・受傷直後には歯髄電気診に反応しないことが多い． ・長期間放置すると骨性癒着が起こるリスクが高くなる．	・軽度の陥入(2〜3 mm)，あるいは根未完成歯の場合は自然挺出の可能性あり．2〜4週経過観察．自然挺出しない場合は矯正による挺出処置 ・根完成歯で重度の陥入の場合は外科的あるいは矯正による挺出 ・歯髄の生活反応が戻らない場合は感染根管治療

留意点

・外傷直後に歯髄の生活反応（歯髄電気診への反応）が消失しても，数か月後に反応が回復することがある．**安易に抜髄を行ってはいけない．**

・**トランジェント・アピカル・ブレイクダウン（一過性歯根尖吸収）**

　外傷による炎症で根尖部の歯槽骨と歯根に軽度の吸収が起こること．根尖部の歯根吸収によって根尖孔が大きくなり，歯髄への血液供給が回復して歯髄組織の治癒につながると考えられている．根尖部にエックス線透過像がみられるため，根尖性歯周炎と鑑別する必要がある．

・外傷後の歯の変色

　外傷直後，あるいは経過観察中に歯の変色を認める場合がある．歯髄組織の出血による場合が多い（ヘモグロビンによる着色）．受傷直後は経過観察．経過観察中に自発痛などの歯髄炎様症状を呈するようになった場合，あるいは生活反応が戻らず変色してきた場合には抜髄，または感染根管治療を行う．

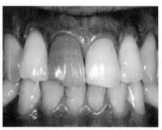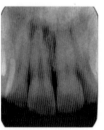

外傷後の歯の変色（第110回歯科医師国家試験）
外傷後に上顎右側中切歯に変色がみられた症例．エックス線画像では根尖部に透過像が認められ，歯髄壊死（壊疽）から根尖性歯周炎に移行していることがわかる．

Ⅲ．完全脱臼

A 脱落歯の取り扱い

　歯根膜の保存をはかる（＝体液と浸透圧が近いものに浸漬して乾燥を

防ぐ）必要がある.

・適切な保存液に浸漬（生理食塩水,牛乳,Hanks 液）
・保存液がない場合→口腔内（口腔前庭）で唾液中に保存,あるいは汚染物除去後,患者・保護者による再植を指示

すぐに保存液に浸漬し（30〜60 分以内）,歯科医院を受診すれば,歯根膜を保存できる可能性が高い.

B 再植処置の流れ

脱落歯の洗浄➡浸潤麻酔➡ソケット内の洗浄,骨折確認・整復➡再植➡縫合（裂傷のある場合）➡位置確認（咬合,エックス線,患者確認）➡固定➡**感染根管治療（1 週間前後）**➡固定除去（2 週間前後）

留意点

・可及的早期に再植する.根管処置よりも歯根膜保存が優先.
・抗菌薬投与を必要とする場合が多い.
・**根未完成歯では歯髄を保存できる可能性があるため,すぐに根管処置を行わない.**
・歯根膜壊死の可能性が高い場合は,再植を行うか,他の治療法（インプラント等）についても提示し,患者と相談することが必要となる.
・歯根膜壊死が確定的な場合は,再植に先立って根管処置,あるいは逆根管充塡（根管形態が複雑な場合）を行うことがある.
・根管貼薬には**水酸化カルシウム製剤**が推奨されている（外部吸収を抑制する場合がある）.
・歯根膜が保存されていると思われる場合においても,歯根の外部吸収が起こるリスクは高く,患者説明が必要となる.

Chapter 15

歯の病的吸収

Check Point

・歯根吸収の原因と症状，処置方法を理解する．

I．外部吸収

A 定義

　歯根表面からセメント質・象牙質が病的に**破歯細胞**によって吸収されること．

　炎症によって起こるものと**骨のリモデリング**に巻き込まれて起こるものの大きく2つのメカニズムに分けられる．

B 病態による分類

1）表面吸収

　一過性の弱い炎症，あるいは小範囲の歯根膜損傷が原因となる．吸収範囲が限局しており，通常はセメント質，歯根膜によって修復される．

2）炎症性吸収

　歯根膜の損傷，あるいは感染に引き続き歯根表面に炎症が持続することで起こる．炎症が消退すれば，吸収は停止する．

　エックス線所見　肉芽組織内に破歯細胞が存在することから，吸収部周囲にエックス線透過像を認めることが多い．

3）骨置換性吸収

　歯根膜が損傷し，セメント質と歯槽骨が結合（アンキローシス）すると，

歯根が骨組織と誤認識され，骨のリモデリングに巻き込まれてしまう．これによって歯根の吸収と吸収部分への骨新生が起こる．歯根膜が広範囲に損傷した場合は進行性となる．進行性の場合は有効な治療法がない．自覚症状に乏しい．

打診　金属音

エックス線所見　吸収された部分に不透過像（歯槽骨）を認める．

動揺度　生理的動揺の消失

4）特発性歯根吸収

原因不明の歯根吸収．多数歯にわたって起こる場合がある．

5）一過性歯根尖吸収（トランジエント・アピカル・ブレイクダウン）

→ p.128 参照

根完成歯が外傷を受けた際にみられることがある．根尖部の吸収によって根尖孔が大きくなり，歯髄への血流が増加する．外傷歯が生活反応を取り戻す要因と考えられている．エックス線画像では根尖部に透過像（歯根膜腔拡大）が認められるが，受傷直後は経過観察が必要である．歯冠の変色を伴う場合もある．

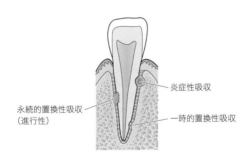

永続的置換性吸収
（進行性）

炎症性吸収

一時的置換性吸収

C　原因

1）外傷

打撲，脱臼などで歯根膜の損傷が大きい場合は骨置換性吸収が起こる．

咬合性外傷, 歯根破折が原因となる場合もある.

2) 歯の再植・移植

歯根膜の損傷が大きい場合は進行性の骨置換性吸収が起こる. 表面吸収によって象牙細管が露出した場合, 根管内の細菌, あるいは変性歯髄組織が象牙細管から歯周組織に作用し, 炎症性吸収へ移行することがある.

治療

・咬合性外傷が原因の歯根吸収：咬合調整, ナイトガード
・骨置換性吸収：経過観察　進行性の場合は**抜歯**
　➡根尖部に限局している場合は歯根尖切除と逆根管充塡
・炎症性吸収（感染根管が原因の場合）：**感染根管治療**. 吸収が重度の場合は外科処置, あるいは抜歯

留意点

根管治療時には**水酸化カルシウム**を貼薬する. 再植時には7～10日以内に根管治療を実施する.

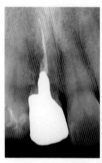

再植後に起こった骨置換性吸収
上顎右側中切歯の遠心根面に歯根吸収を認める. 外傷による完全脱臼の既往があり, 経過観察を行っていた. 吸収された遠心根面は歯根膜が消失し不透過像を認める.

3) 矯正治療

根尖部に生じることが多い. エックス線所見で, 歯根の短小化を認める場合がある. 矯正力が働かなくなると, セメント質, 歯根膜による修復が起こる.

治療　矯正力の緩和あるいは排除

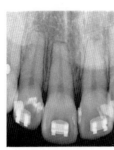

過度の矯正力による根尖の外部吸収
（九州大学・前田英史先生のご厚意による）

4) 腫瘍，埋伏歯，囊胞

歯根が圧迫されることによって歯根膜，ならびにセメント質が傷害され吸収が起こる．

治療 腫瘍，埋伏歯，囊胞の摘出と炎症巣（破歯細胞）の搔爬

　➡腫瘍，吸収が重度の場合は抜歯．

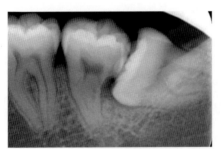

埋伏智歯の圧迫による歯根吸収

5) 根尖性歯周炎

根尖周囲の炎症組織中に破歯細胞が生じて吸収が起こる．感染根管治療によって炎症反応が消失すれば，吸収反応は停止する．

治療 感染根管治療，予後不良の場合は歯根尖切除と逆根管充填

134

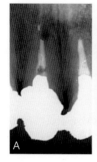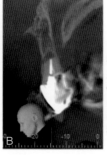

根尖性歯周炎による炎症性吸収
A：口腔内エックス線画像，B：CBCT 歯列直交断(＝矢状断)像．根尖性歯周炎により，根尖部に炎症性吸収が認められる症例．歯根尖切除術と逆根管充填を検討する必要がある．

6) ウォーキングブリーチ

　漂白剤（過酸化水素水と過ホウ酸ナトリウム）が象牙細管を通じて歯周組織に炎症を引き起こすことが原因となる．象牙細管の走行を考え，歯根膜に漂白剤が作用しないように注意が必要となる（漂白剤は根管口を越えて根尖側に塗布しない）．

治療　歯頸部に起こる外部吸収

　　➡歯肉弁の形成，肉芽組織（破歯細胞）の除去，コンポジットレジン等による充填

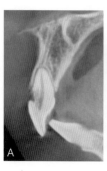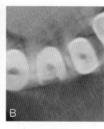

上顎左側中切歯に生じた歯頸部の外部吸収
A：CBCT 歯列直交断(＝矢状断)像，B：CBCT 水平断像．CBCT 撮影により外部吸収が明らかになった症例．自覚症状は歯肉の軽度腫脹のみであった．外傷の既往がある．
ウォーキングブリーチ以外にも，歯周炎・外傷・矯正治療・原因不明で歯頸部に炎症性の外部吸収が起こる場合がある．

D 症状と診断時の留意事項

・自覚症状に乏しく，エックス線画像で偶然見つかることが多い．

・吸収部に炎症が認められる場合は自覚症状を伴うこともある.

・歯科用コーンビーム CT 画像が診断に有効である.

・原因特定のために外傷, 矯正あるいは漂白などの既往について問診する.

Ⅱ. 内部吸収

A 定義

歯髄の中に出現した肉芽組織中の**破歯細胞**によって<u>歯髄側から象牙質が吸収</u>される現象. 外部吸収に比べて発生頻度は低い.

B 原因

・外傷, 歯の切削

・歯の移植

・齲蝕等による歯髄の慢性炎症

・生活断髄

・矯正治療など

C 症状と診断

・**自覚症状に乏しく**エックス線画像で偶然見つかることが多い.

・外部穿孔し, 歯髄生活反応がない場合は外部吸収との鑑別が必要→歯科用コーンビーム CT が有効

・歯冠部に生じた場合は**ピンクスポット**がみられる場合がある.

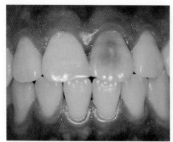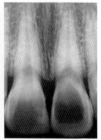

内部吸収によるピンクスポットとそのエックス線画像

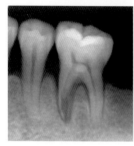

自覚症状を伴う内部吸収（第112回歯科医師国家試験）
内部吸収は通常自覚症状がない．このケースでは
肉芽組織を伴う慢性炎症と歯根吸収が根尖付近に
あるため，咬合時の違和感を訴えた症例として出
題されている．治療法は抜髄である．

D 治療

抜髄：外部へ穿孔すると予後不良となるため，抜髄によって肉芽組織（破
歯細胞）を除去する．

抜髄時の留意点

・**吸収窩にはリーマー・ファイルが当たりにくい**

➡有機質溶解作用をもつ次亜塩素酸ナトリウムによる根管洗浄と水酸
化カルシウム貼薬を応用する．顕微鏡下でマイクロエキスカベーター
を使用して吸収窩の掻爬をはかることもある．

・**吸収窩の根管充塡が困難（死腔を生じやすい）**

➡垂直加圧充塡法を応用する．

穿孔封鎖：抜髄後，内部からMTA，コンポジットレジン等で封鎖する
場合が多い．穿孔が小さな場合は根管充塡によって封鎖できる場合もあ

る. 歯槽骨縁上で,内部からの封鎖が困難（穿孔径が大きい）な場合は
外部から封鎖をはかることもある. → p.105 参照

抜歯：穿孔が大きく封鎖困難な場合は抜歯となる.

付録 ① 歯内疾患まとめ 自覚症状編

疾患	自発痛	冷痛	温痛	咬合痛 咀嚼時痛	腫脹	その他
歯髄疾患 歯髄充血	(−)	(+)	(−)	(−)	(−) 歯髄疾患にはない	疼痛（誘発痛）の性状は一過性
急性 単純性歯髄炎 初期	(±)	(+)	(−)	(−)		疼痛の性状は牽引性、限局性、間歇性、進行すると放散性、持続性
急性 単純性歯髄炎 末期	(+)	(#)	(+)	(±)		
急性 化膿性歯髄炎 初期	(+)	(+)	(+)	(+)		疼痛の性状は拍動性、限局性、間歇性、進行すると放散性、持続性、夜間痛
急性 化膿性歯髄炎 末期	(#)	(±)	(#)	(+)		
慢性 閉鎖性歯髄炎	(−)	(−)	(−)	(−)		患歯明示困難、関連痛
慢性 潰瘍性歯髄炎	(−)	(−)	(−)	(+)		咀嚼時の疼痛は齲窩への食片圧入によるもの
慢性 増殖性歯髄炎	(−)	(−)	(−)	(±)		咀嚼時の疼痛は歯髄息肉への接触痛
歯髄壊死	(−)	失活歯のため 症状は出ない (−)		(−)		
歯髄壊疽	(−)			(−)		
根尖性歯周疾患 急性 単純性根尖性歯周炎	(±)	失活歯のため 症状は出ない (−)		(+)	(−)	疼痛は拍動性で骨膜下期が最も強い。
急性 化膿性根尖性歯周炎 歯根膜期	(±)			(±)	(−)	腫脹は粘膜下期が最も強い。
急性 化膿性根尖性歯周炎 骨内期	(+)			(+)	(−)	骨膜下期の腫脹は硬性、粘膜下期の腫脹は軟性
急性 化膿性根尖性歯周炎 骨膜下期	(#)			(#)	(+)	骨内期、骨膜下期は熱発など全身所見あり。→歯髄炎との相違点
急性 化膿性根尖性歯周炎 粘膜下期	(±)			(+)	(#)	
慢性 単純性根尖性歯周炎	(−)			(±)	(−)	
慢性 化膿性根尖性歯周炎	(−)			(±)	(±)	
歯根肉芽腫	(−)			(±)	(±)	
歯根嚢胞	(−)			(±)	(±)	

付録② 歯内疾患まとめ　他覚症状編

疾患			打診痛	根尖歯肉圧痛	歯髄電気診閾値	根尖部エックス線画像所見	その他
歯髄充血			(−)		低下		
歯髄疾患 急性	単純性歯髄炎	初期	(−)		低下		
		末期	(±)		低下		窩底に硬い象牙質
	化膿性歯髄炎	初期	(−)	(−)歯髄疾患にはない	上昇	正常所見　基本的に歯周組織への炎症波及はない。（全部性の場合，歯根膜腔の拡大を認めることもある）	窩底に軟化象牙質（仮性露髄）
		末期	(+)				
歯髄疾患 慢性	閉鎖性歯髄炎		(−)		ほぼ正常		窩底は露髄　齲窩触診で疼痛，易出血性
	潰瘍性歯髄炎		(−)		やや上昇		窩底に歯髄息肉，齲窩触診時の疼痛はなし。
	増殖性歯髄炎		(−)		やや上昇		
歯髄壊死			(−)				
歯髄壊疽			(−)				齲窩開拡時に腐敗臭
根尖性歯周疾患 急性	単純性根尖性歯周炎		(+)	(−)	(−)失活歯のため反応なし	歯根膜腔拡大	
	化膿性根尖性歯周炎	骨内期	(+)	(+)		歯槽硬線消失	骨内期はエックス線潜伏状態とされる。
		骨膜下期	(#)	(#)		境界不明瞭透過像	粘膜下期は腫脹が増大し，顔貌の変化が起こる。
		粘膜下期	(±)	(±)		境界不明瞭透過像	
根尖性歯周疾患 慢性	単純性根尖性歯周炎		(±)	(−)		歯根膜腔拡大	瘻孔を認めることがある。
	化膿性根尖性歯周炎		(±)	(±)		境界明瞭透過像	
歯根肉芽腫			(±)	(±)		境界明瞭透過像	歯根嚢胞よりエックス線透過像が小さい。
歯根嚢胞			(±)	(±)		境界明瞭透過像	触診で羊皮紙様感を認めることがあり

付録 ③ 歯内疾患まとめ 診断編

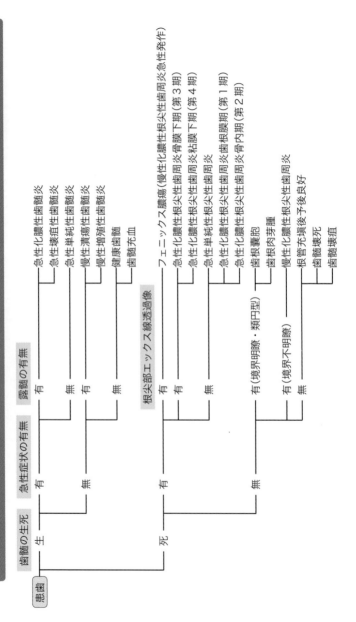

患歯	歯髄の生死	急性症状の有無	露髄の有無	
	生	有	有	急性化膿性歯髄炎
				急性壊疽性歯髄炎
			無	急性単純性歯髄炎
		無	有	慢性潰瘍性歯髄炎
				慢性増殖性歯髄炎
			無	健康歯髄
				歯髄充血

根尖部エックス線透過像

患歯	歯髄の生死	急性症状の有無	根尖部エックス線透過像	
	死	有	有	フェニックス膿瘍（慢性化膿性根尖性歯周炎急性発作）
			有	急性化膿性根尖性歯周炎骨膜下期（第3期）
				急性化膿性根尖性歯周炎粘膜下期（第4期）
		無	急性単純性根尖性歯周炎
			急性化膿性根尖性歯周炎歯根膜期（第1期）
			急性化膿性根尖性歯周炎骨内期（第2期）
		無	有（境界明瞭・類円型）	歯根嚢胞
				歯根肉芽腫
			有（境界不明瞭）	慢性化膿性根尖性歯周炎
			無	根管充填後予後良好
				歯髄壊死
				歯髄壊疽

参考文献

Chapter 1　歯の構造と形態異常（歯内疾患と関連が深いもの）

1）勝海一郎・他編. 歯内治療学. 第5版. 医歯薬出版；2018.
2）赤井三千男編. 歯の解剖学入門. 医歯薬出版；1990. p.163.
3）小野寺章. 歯内歯の病理組織学的研究. 歯基礎誌 1971；13：428-64.

Chapter 2　歯内治療における診査・検査法

1）勝海一郎・他編. 歯内治療学. 第5版. 医歯薬出版；2018.

Chapter 3　歯髄疾患

1）勝海一郎・他編. 歯内治療学. 第5版. 医歯薬出版；2018.
2）下野正基. 新編　治癒の病理　臨床の疑問に基礎が答える. 医歯薬出版；2011.

Chapter 4　歯髄保存療法

1）勝海一郎・他編. 歯内治療学. 第5版. 医歯薬出版；2018.

Chapter 5　生活断髄法と抜髄法

1）勝海一郎・他編. 歯内治療学. 第5版. 医歯薬出版；2018.

Chapter 6　根尖性歯周疾患

1）勝海一郎・他編. 歯内治療学. 第5版. 医歯薬出版；2018.
2）木ノ本喜史編著. 根尖病変：治癒へ向けた戦略を究める：歯内療法成功への道；ヒョーロン・パブリッシャーズ；2013.

Chapter 7　根管処置

1）勝海一郎・他編. 歯内治療学. 第5版. 医歯薬出版；2018.
2）Weine FS. Endodontic therapy. 5th ed. Mosby；1996.
3）Sainders P, Saumders E. 根管の拡大と形成. バイオロジーに基づいた実践歯内療法学（Bergenholts G, et al eds, 須田英明・他総監訳）. クインテッセンス出版；2007.

Chapter 8　根管充填

1）勝海一郎・他編. 歯内治療学. 第5版. 医歯薬出版；2018.

Chapter 9　外科的歯内治療

1）勝海一郎・他編. 歯内治療学. 第5版. 医歯薬出版；2018.
2）月星光博. 自家歯牙移植. クインテッセンス出版；1999.

Chapter 10　根未完成歯の歯内治療

1）勝海一郎・他編. 歯内治療学. 第5版. 医歯薬出版；2018.

142　　2）白川哲夫・他編. 小児歯科学. 第5版. 医歯薬出版；2017.

　　3）Murray PE, et al. Regenerative endodontics：a review of current status and a call for action. J Endod 2007；33（4）：377-90.

Chapter 11　歯内治療における安全対策

1）勝海一郎・他編. 歯内治療学. 第5版. 医歯薬出版；2018.

2）興地隆史・他編. エンドドンティクス. 第6版. 医歯薬出版；2022.

Chapter 12　マイクロスコープ（歯科用実体顕微鏡）

1）勝海一郎・他編. 歯内治療学. 第5版. 医歯薬出版；2018.

Chapter 13　歯内－歯周疾患

1）勝海一郎・他編. 歯内治療学. 第5版. 医歯薬出版；2018.

2）須田英明・他編. エンドサージェリーのエッセンス　アトラス・外科的歯内療法. クインテッセンス出版；2003.

3）Simon JH, et al. The relationship of endodontic-periodontic lesions. J Periodental 1972；43（4）：202-8.

Chapter 14　外傷歯の診断と処置

1）勝海一郎・他編. 歯内治療学. 第5版. 医歯薬出版；2018.

2）Andreasen JO, Andreasen FM. Classification, etiology and epidemiology. Textbook and color atras of traumatic injuries to the tooth. 3rd ed（Andreasen Jo, Andreasen FM eds）. Munksgaard；1994.

3）月星光博. 外傷歯の診断と治療. 増補新版. クインテッセンス出版；2009.

Chapter 15　歯の病的吸収

1）勝海一郎・他編. 歯内治療学. 第5版. 医歯薬出版；2018.

2）Andreasen JO. External root resorption：its implication in dental traumatology, paedodontics, periodontics, orthodontics and endodontics. Int Endod J 1985；18（2）：109-18.

【編著者略歴】

前田博史

1991年　岡山大学歯学部卒業
1995年　岡山大学大学院歯学研究科博士課程修了
1996年　米国ボストン大学研究員（〜1998年）
2008年　岡山大学大学院医歯薬学総合研究科准教授
2014年　大阪歯科大学　口腔治療学講座教授

歯科国試パーフェクトマスター

歯内治療学　　　　　　　　　　　ISBN978-4-263-45877-8

2022年9月25日　第1版第1刷発行

編著者　前　田　博　史

発行者　白　石　泰　夫

発行所　**医歯薬出版株式会社**

〒113-8612　東京都文京区本駒込1-7-10
TEL.（03）5395-7638（編集）・7630（販売）
FAX.（03）5395-7639（編集）・7633（販売）
https://www.ishiyaku.co.jp/
郵便振替番号　00190-5-13816

乱丁，落丁の際はお取り替えいたします　　　印刷・壮光舎印刷／製本・榎本製本
© Ishiyaku Publishers, Inc., 2022. Printed in Japan